CADÊ OS LIMITES?

Alcione Candeloro Ricci
Marília Candeloro Cunha

CADÊ OS LIMITES?

TALENTOS DA LITERATURA BRASILEIRA

novo século®

São Paulo, 2016

AQUISIÇÕES
Cleber Vasconcelos

COORDENAÇÃO EDITORIAL
Vitor Donofrio

EDITORIAL
Giovanna Petrólio
João Paulo Putini
Nair Ferraz
Rebeca Lacerda

PREPARAÇÃO
Livia First

ILUSTRAÇÕES
Fabiano Silvério de Oliveira

PROJETO GRÁFICO
Nair Ferraz

REVISÃO
Bárbara Cabral Parente
Equipe Novo Século

CAPA
Dimitry Uziel

Texto de acordo com as normas do Novo Acordo Ortográfico da Língua Portuguesa (1990), em vigor desde 1º de janeiro de 2009.

Dados Internacionais de Catalogação na Publicação (CIP)
(Câmara Brasileira do Livro, SP, Brasil)

Ricci, Alcione Candeloro,
Cadê os limites? / Alcione Candeloro Ricci; Marília Candeloro Cunha. - Barueri, SP: Novo Século Editora, 2016. - (coleção talentos da literatura brasileira)

1. Educação 2. Educação de crianças 3. Histórias em quadrinhos 4. Pais e filhos

I. Cunha, Marília Candeloro. II. Título III. Série.

16-02503 CDD-370

Índice para catálogo sistemático:
1. Educação de crianças 370

NOVO SÉCULO EDITORA LTDA.
Alameda Araguaia, 2190 – Bloco A – 11º andar – Conjunto 1111
CEP 06455-000 – Alphaville Industrial, Barueri – SP – Brasil
Tel.: (11) 3699-7107 | Fax: (11) 3699-7323
www.novoseculo.com.br | atendimento@novoseculo.com.br

novo século®

A todos os pais que se aventuram
na tarefa de educar um filho.

Agradecimentos

Agradecemos aos nossos pais, que se dispuseram a essa aventura e nos educaram com comprometimento e amor.

A você, pai querido, que, com seu exemplo de honestidade, garra e determinação, nos ajudou a introjetar esses valores que norteiam nossas vidas.

A você, mãe querida, que sempre acolheu nossas necessidades físicas e psíquicas com dedicação e amor desde nosso nascimento até os dias de hoje.

Agradecemos aos nossos filhos, pelo crescimento pessoal que o papel de mãe nos proporcionou, nos ajudando a ampliar nossa capacidade de doação.

Aos nossos companheiros, que dividiram conosco esse papel tão importante e enriquecedor.

SUMÁRIO

Primeira parte

1. Juca em *Cadê os limites?* 13

2. Reflexões sobre a história *Cadê os limites?* 17

3. Considerações iniciais 19

4. Educação 21

5. Família 27

5.1 O papel dos pais na educação dos filhos 33

6. Os limites na educação dos filhos 39

7. Avaliando a educação dos filhos 45

7.1 Relação afetiva 47

7.2 Rotina 53

7.3 Valores morais e ética 57

7.4 Hierarquia 63

7.5 Regras 67

8. Considerações sobre a educação sexual dos filhos 71

9. Considerações finais 79

Segunda parte

1. Orientações aos pais 89

1.1 Relação afetiva 91

1.2 Rotina 97

1.3 Valores morais e ética 119

1.4 Hierarquia 123

1.5 Regras 127

Referências bibliográficas 134

Primeira parte

1

JUCA em CADÊ OS LIMITES???

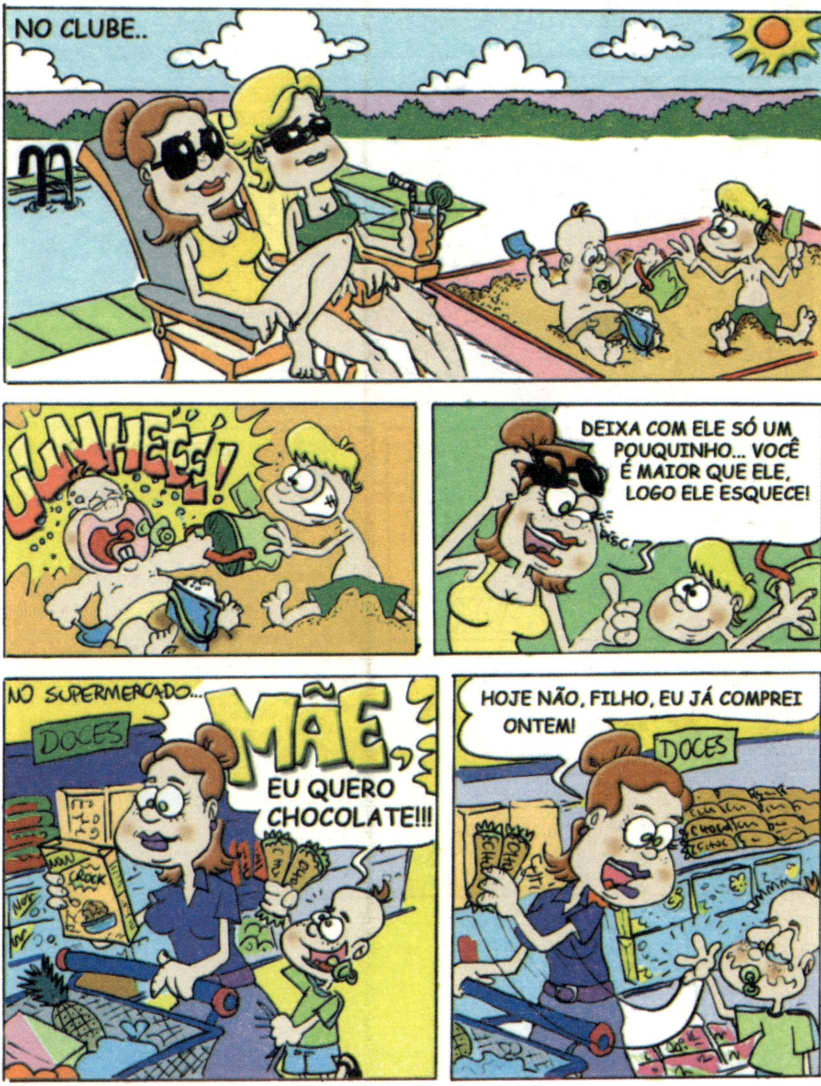
NO CLUBE..
DEIXA COM ELE SÓ UM POUQUINHO... VOCÊ É MAIOR QUE ELE, LOGO ELE ESQUECE!
NO SUPERMERCADO...
DOCES
MÃE, EU QUERO CHOCOLATE!!!
HOJE NÃO, FILHO, EU JÁ COMPREI ONTEM!
DOCES

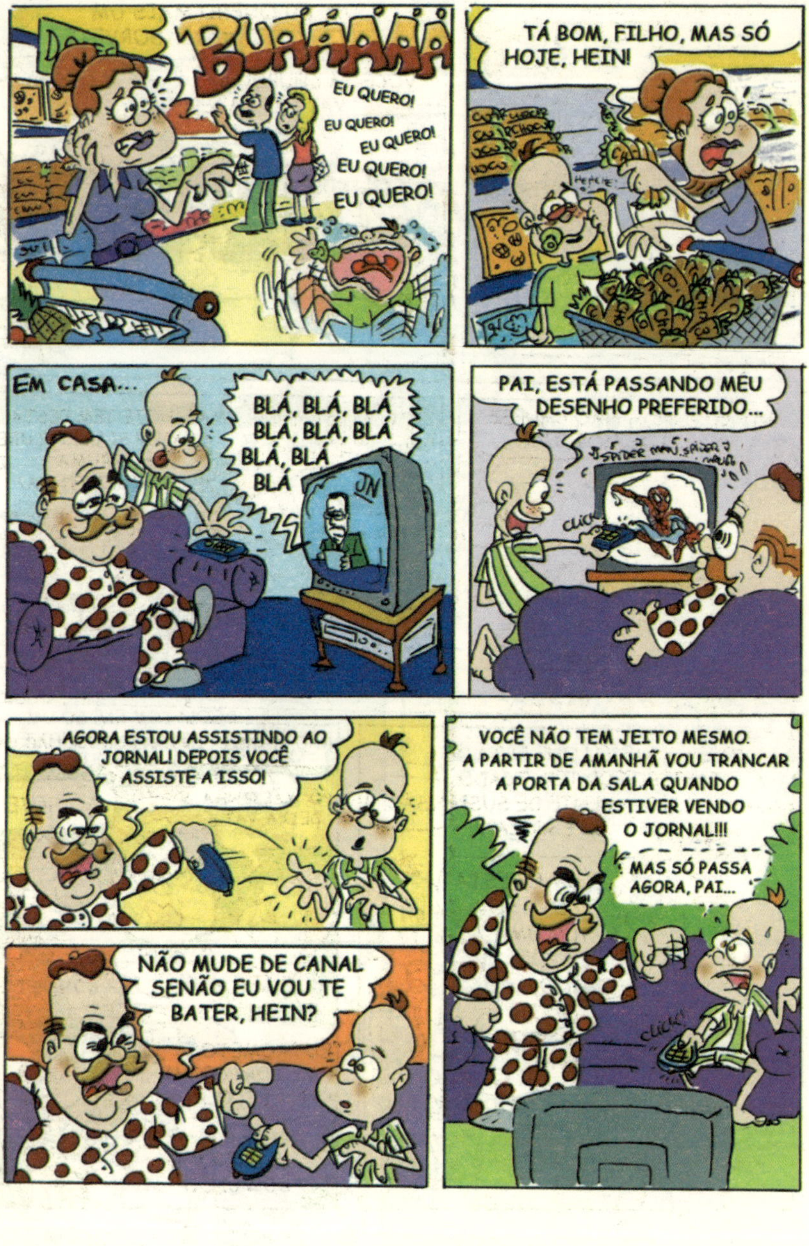
BUÁÁÁÁÁ
EU QUERO!
EU QUERO!
EU QUERO!
EU QUERO!
EU QUERO!
TÁ BOM, FILHO, MAS SÓ HOJE, HEIN!
EM CASA...
BLÁ, BLÁ, BLÁ BLÁ, BLÁ, BLÁ BLÁ, BLÁ BLÁ
PAI, ESTÁ PASSANDO MEU DESENHO PREFERIDO...
CLICK!
AGORA ESTOU ASSISTINDO AO JORNAL! DEPOIS VOCÊ ASSISTE A ISSO!
NÃO MUDE DE CANAL SENÃO EU VOU TE BATER, HEIN?
VOCÊ NÃO TEM JEITO MESMO. A PARTIR DE AMANHÃ VOU TRANCAR A PORTA DA SALA QUANDO ESTIVER VENDO O JORNAL!!!
MAS SÓ PASSA AGORA, PAI...
CLICK!

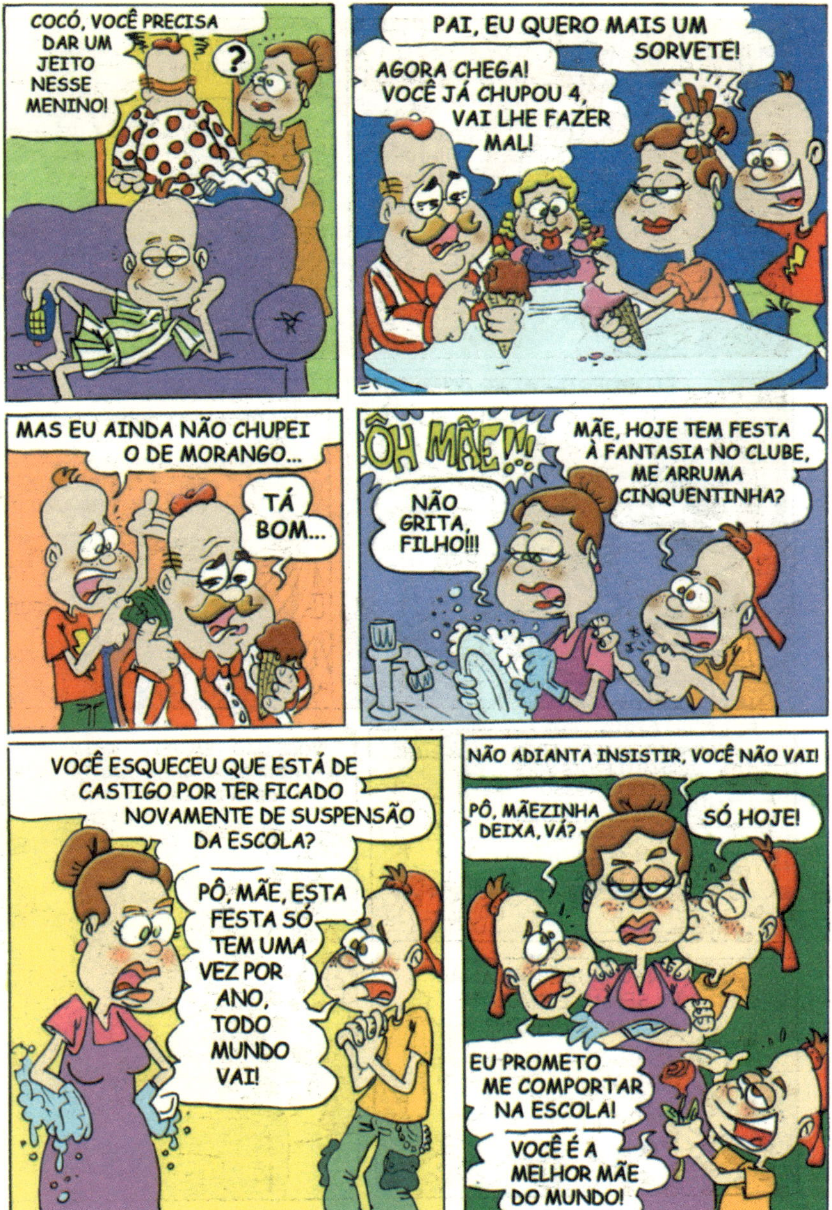
COCÓ, VOCÊ PRECISA DAR UM JEITO NESSE MENINO!
?
PAI, EU QUERO MAIS UM SORVETE!
AGORA CHEGA! VOCÊ JÁ CHUPOU 4, VAI LHE FAZER MAL!
MAS EU AINDA NÃO CHUPEI O DE MORANGO...
TÁ BOM...
ÔH MÃE!!!
MÃE, HOJE TEM FESTA À FANTASIA NO CLUBE, ME ARRUMA CINQUENTINHA?
NÃO GRITA, FILHO!!!
VOCÊ ESQUECEU QUE ESTÁ DE CASTIGO POR TER FICADO NOVAMENTE DE SUSPENSÃO DA ESCOLA?
PÔ, MÃE, ESTA FESTA SÓ TEM UMA VEZ POR ANO, TODO MUNDO VAI!
NÃO ADIANTA INSISTIR, VOCÊ NÃO VAI!
PÔ, MÃEZINHA DEIXA, VÁ?
SÓ HOJE!
EU PROMETO ME COMPORTAR NA ESCOLA!
VOCÊ É A MELHOR MÃE DO MUNDO!

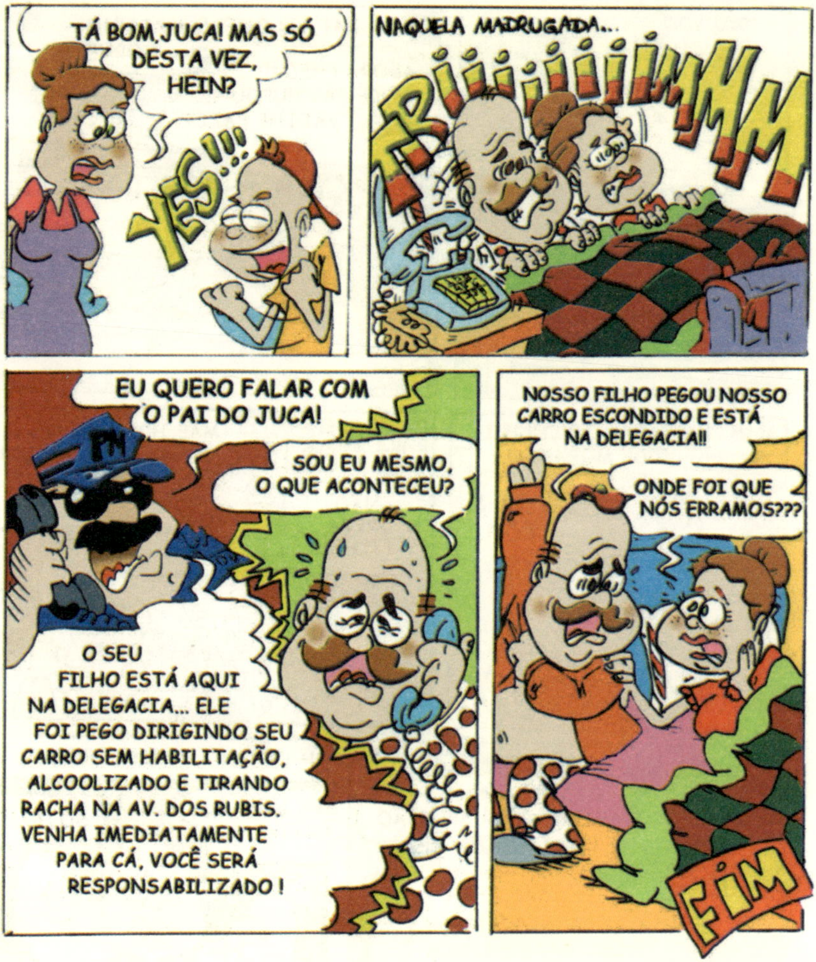
TÁ BOM, JUCA! MAS SÓ DESTA VEZ, HEIN?
YES!!!
NAQUELA MADRUGADA...
TRIIIIIIIIMMMM
EU QUERO FALAR COM O PAI DO JUCA!
SOU EU MESMO, O QUE ACONTECEU?
O SEU FILHO ESTÁ AQUI NA DELEGACIA... ELE FOI PEGO DIRIGINDO SEU CARRO SEM HABILITAÇÃO, ALCOOLIZADO E TIRANDO RACHA NA AV. DOS RUBIS. VENHA IMEDIATAMENTE PARA CÁ, VOCÊ SERÁ RESPONSABILIZADO!
NOSSO FILHO PEGOU NOSSO CARRO ESCONDIDO E ESTÁ NA DELEGACIA!!
ONDE FOI QUE NÓS ERRAMOS???
FIM

2

Reflexões sobre a história *Cadê os limites?*

Juca vivenciou pouquíssimas frustrações durante o seu desenvolvimento.

Facilmente o **"não"** virava **"sim"**, favorecendo uma baixa tolerância às frustrações. Pelas concessões excessivas, os limites não eram mantidos e a fala dos pais se perdia diante das insistências cada vez maiores de Juca.

Essa situação propiciou a Juca uma precária noção de causa e efeito, contribuindo para uma excessiva irresponsabilidade.

"Onde foi que nós erramos?", pergunta a mãe de Juca; e é o questionamento que muitos pais se fazem quando constatam inadequações no comportamento dos filhos.

3
Considerações iniciais

Quando os filhos apresentam comportamentos inadequados em casa, na escola ou na sociedade, é comum os pais se questionarem sobre sua responsabilidade em relação a eles. Faltaram limites, os mesmos foram excessivos etc.

Muitas vezes os pais se culpam, buscando identificar falhas em si mesmos. Outras vezes, culpam os filhos por eles não responderem satisfatoriamente aos limites estabelecidos. E, quando é muito difícil entrar em contato com os conflitos vividos dentro da família, os pais podem atribuir a responsabilidade ao meio externo (amigos, escola...).

A experiência clínica tem mostrado que muitos dos problemas que afetam a relação familiar são decorrentes da **desinformação** dos pais sobre aquilo de que os filhos necessitam em cada fase de seu desenvolvimento. Quando orientados, se as dificuldades pessoais e relacionais não forem intensas, esses pais respondem satisfatoriamente às orientações, conseguindo alterar comportamentos disfuncionais em si e, consequentemente, nos filhos.

O objetivo deste livro não é trabalhar problemas emocionais já instalados em pais e filhos, o que geralmente requer tratamento especializado, e sim **instrumentalizar** pais e educadores com informações que possam ajudá-los a identificar e trabalhar falhas no processo educativo.

4
Educação

Podemos considerar que a educação visa capacitar o indivíduo física, emocional, intelectual e moralmente, favorecendo sua integração psicossocial.

A origem da palavra educação vem do latim *educare* (nutrir, conduzir, orientar, guiar) e *educere* (extrair, dar à luz, tirar de dentro, fazer brotar a potencialidade do indivíduo). Assim, educar é influenciar positivamente os filhos, orientando-os, conduzindo-os, como também estimulando-os a utilizar os próprios recursos, respeitando sua individualidade.

> ... *"A educação se divide em duas partes: educação das habilidades e educação das sensibilidades".*
>
> *"Sem a educação das sensibilidades, todas as habilidades são tolas e sem sentido..."*
>
> Rubem Alves[1]

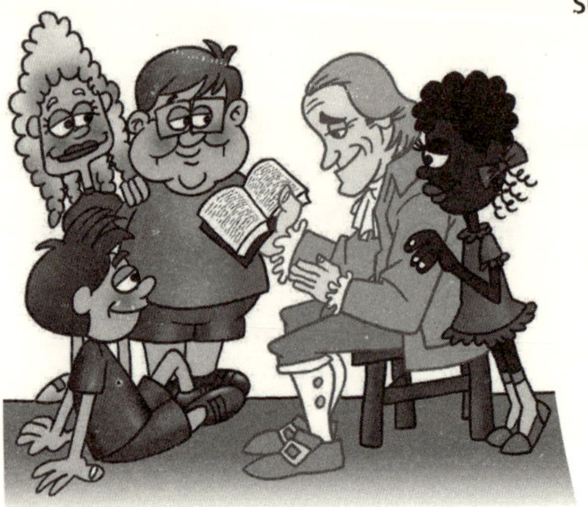

Pestalozzi (1746-1827), educador suíço, falava da importância da educação integral: *"Educar a cabeça, o coração e as mãos"*[8]. Assim entendemos que precisamos educar o que pensamos, sentimos e fazemos, buscando coerência em tudo o que vivenciamos.

Existe coerência entre o que você pensa, sente e faz?

Convivemos em nosso dia a dia com muitas pessoas com as quais estabelecemos relacionamentos diferenciados, dos mais distantes e formais aos mais íntimos e informais.

A qualidade dessas trocas pode ser avaliada pela capacidade de expressar pensamentos e sentimentos de acordo com o tipo de relacionamento estabelecido.

Nos relacionamentos formais, as trocas são superficiais e normalmente não devemos expressar o que realmente estamos pensando e sentindo.

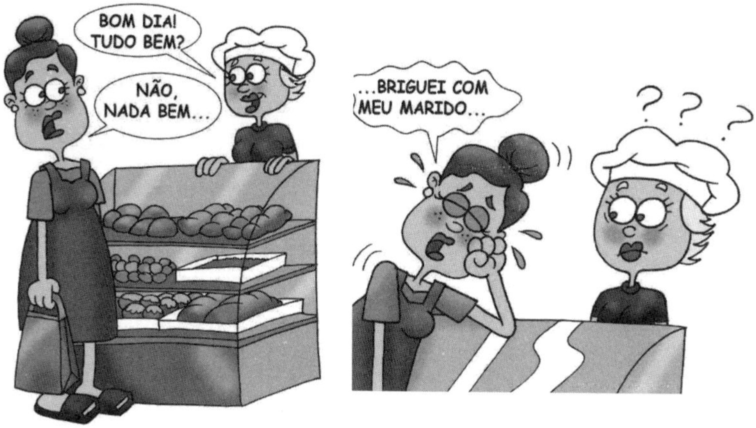
BOM DIA! TUDO BEM?
NÃO, NADA BEM...
...BRIGUEI COM MEU MARIDO...
? ? ?

Nos relacionamentos mais íntimos e informais, é importante que expressemos o que realmente estamos pensando e sentindo, de forma coerente, para que o vínculo afetivo seja reassegurado.

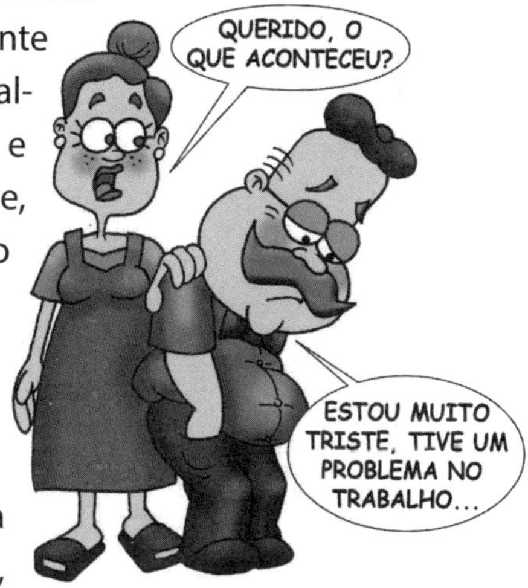
QUERIDO, O QUE ACONTECEU?
ESTOU MUITO TRISTE, TIVE UM PROBLEMA NO TRABALHO...

As trocas são inadequadas quando expressamos o que pensamos e sentimos na hora errada, para a pessoa errada e de forma imprópria, ou mesmo quando deixamos de nos expressar quando é necessário e possível.

As trocas são adequadas quando expressamos o que pensamos e sentimos de forma coerente, tendo o bom senso de avaliar quando e como devemos nos expressar.

Todos nós temos pensamentos e sentimentos amorosos e hostis, inerentes à condição humana, que precisam ser entendidos como normais e educados em sua expressão.

Existem pessoas que têm dificuldade em expressar sentimentos amorosos de forma adequada, não falando sobre o que sentem nas relações íntimas, não demonstrando a importância que o outro tem para elas, não agindo carinhosamente; enquanto outras se expressam de forma invasiva e exagerada, causando, muitas vezes, incômodo pelo "grude".

Já outras pessoas encontram dificuldade na expressão adequada de sentimentos hostis, às vezes se calando por acreditarem que não serão aceitas se esses aspectos aparecerem e, outras vezes, extrapolando com reações excessivamente agressivas.

Se temos uma ferida em nosso corpo, cobri-la para que não seja percebida só vai agravar o problema, trazendo às vezes um comprometimento da saúde do corpo como um todo. É exatamente isso que acontece quando negamos e reprimimos pensamentos e sentimentos hostis.

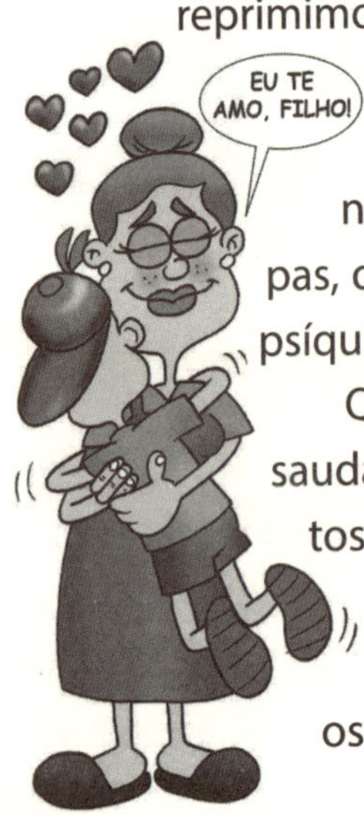

Os pensamentos vão se avolumando e, às vezes, tornam-se obsessivos, nos aprisionando em mágoas e/ou culpas, que podem afetar nossa saúde física e psíquica.

Quando os pais se expressam de forma saudável, demonstrando seus sentimentos amorosos física e verbalmente e seus sentimentos hostis sem agressão física ou verbal, abrem espaço para que os filhos façam o mesmo.

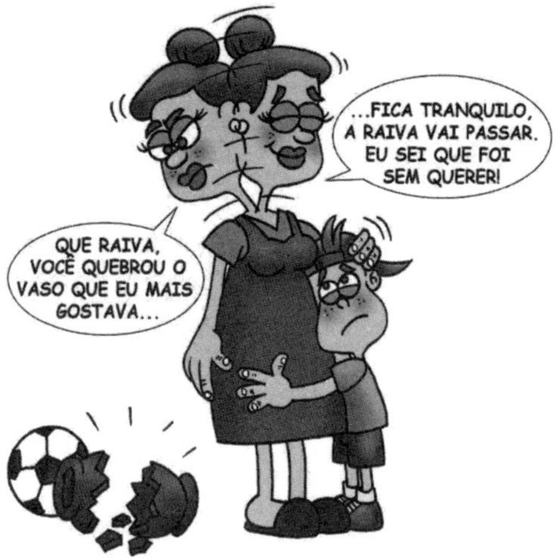
QUE RAIVA, VOCÊ QUEBROU O VASO QUE EU MAIS GOSTAVA...
...FICA TRANQUILO, A RAIVA VAI PASSAR. EU SEI QUE FOI SEM QUERER!

Os filhos precisam ser estimulados a falar sobre o que pensam e sentem de forma **coerente**. Para isso, é preciso um **espaço qualificado**, isto é, um espaço em que os pais estejam disponíveis externa e internamente para acolher e ouvir os filhos com atenção, como também para falarem de si.

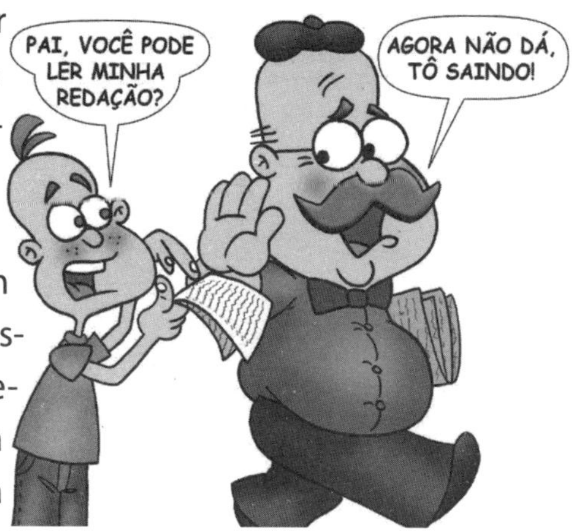
PAI, VOCÊ PODE LER MINHA REDAÇÃO?
AGORA NÃO DÁ, TÔ SAINDO!

Pais que dividem o seu cotidiano com os filhos e se interessam pelo cotidiano deles abrem espaço para a construção de uma intimidade com eles.

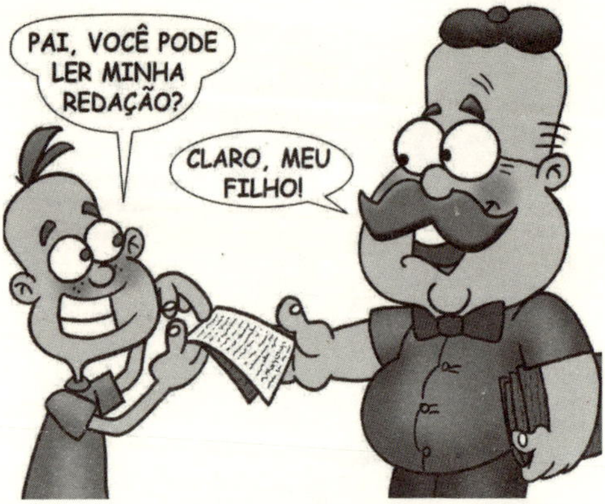

Finalizando, em uma **educação integral** em que os pensamentos, sentimentos e ações são educados de forma **coerente**, os filhos aprendem que o ruim precisa ser acolhido para ser transformado e o bom precisa ser estimulado para que as relações amorosas predominem.

5
Família

A família é o primeiro grupo social do qual fazemos parte. É no convívio familiar que começamos a ocupar nosso lugar no mundo de relações. Aprendemos valores e regras de convívio que vão nos instrumentalizando para a entrada em outros grupos sociais, desde a família ampliada (avós, tios, primos...) até a escola e meio social onde estamos inseridos.

A estrutura familiar vem sofrendo grandes alterações nas últimas décadas. Em gerações anteriores, o modelo de autoridade era **vertical** (autoritarismo), caracterizado pelo controle excessivo dos pais na educação dos filhos.

Muitos pais que vêm de um modelo vertical acabam adotando um modelo oposto, o **horizontal**. Não

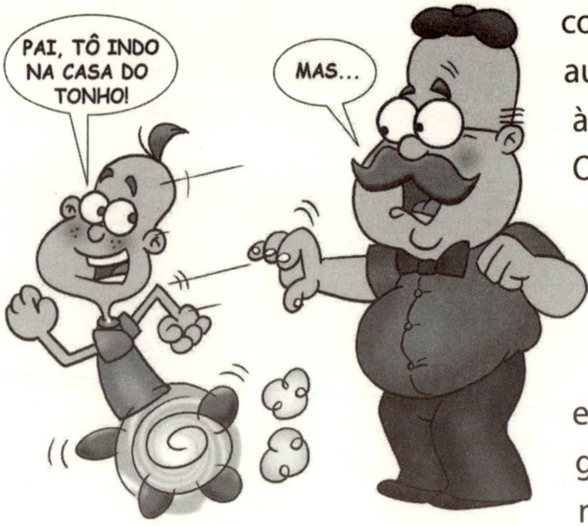

conseguem exercer a autoridade necessária à educação dos filhos. Outros, de uma geração mais jovem e já contaminados pela precariedade dos limites na sua educação, não conseguem gerenciar nem mesmo a própria vida, mostrando-se despreparados para exercer o **papel de pais**.

O **excesso** ou a **precariedade** de limites na educação dos filhos tem propiciado comportamentos excessivamente inadequados neles, advindo de falhas no processo educativo e/ou por tendências inatas.

O jovem na atualidade

Uma das grandes preocupações das pessoas que hoje têm contato com jovens, ou que se dedicam a exercer algum tipo de trabalho junto a eles, é a constatação da inconsequência, da agressividade, da indolência de alguns **e até mesmo de seu despreparo para assumir responsabilidades** diante da vida.

Em casa, controlam os pais com seus pedidos incessantes. Não aceitam o "não" como resposta e, muitas vezes, ditam as regras do convívio familiar.

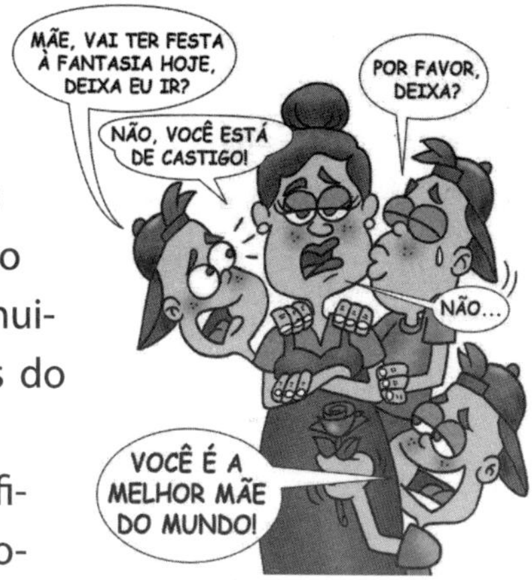
MÃE, VAI TER FESTA À FANTASIA HOJE, DEIXA EU IR?
POR FAVOR, DEIXA?
NÃO, VOCÊ ESTÁ DE CASTIGO!
NÃO...
VOCÊ É A MELHOR MÃE DO MUNDO!

Na escola, desqualificam a autoridade dos professores, dificultando o seu papel de educadores. No contato com os colegas, alguns jovens apresentam comportamentos excessivamente destrutivos, de desrespeito, agredindo e promovendo *bullying*.

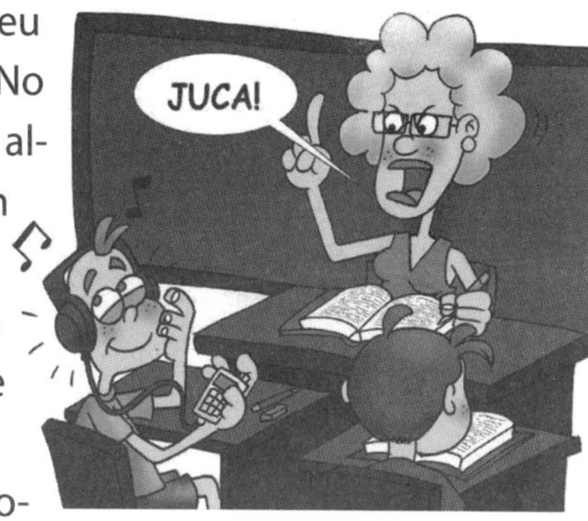
JUCA!

Na sociedade, alguns jovens burlam regras dirigindo sem habilitação, se alcoolizando, provocando acidentes e se envolvendo em brigas. Tais atitudes são perigosas, podem provocar sérios danos a eles próprios e a terceiros.

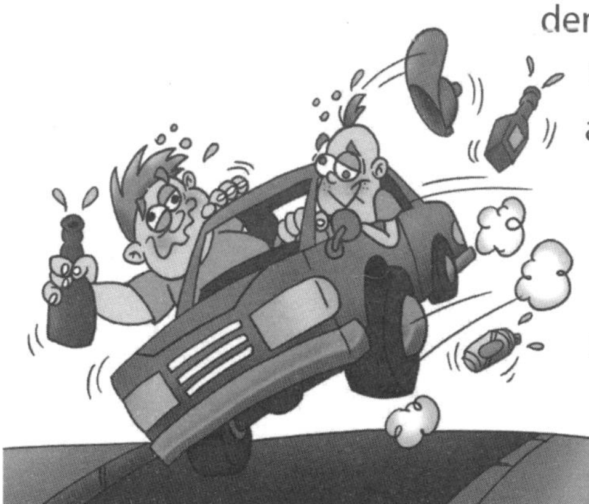

Somado aos fatores citados acima, por vivermos em um mundo globalizado, a distância entre as pessoas de qualquer parte do mundo diminuiu, de forma virtual. Gerou-se assim uma falsa sensação de proximidade, mas, na realidade, nunca estivemos tão distantes uns dos outros, fechados em nosso próprio mundo. O "virtual" vem substituindo o "real", gerando um empobrecimento nas relações interpessoais.

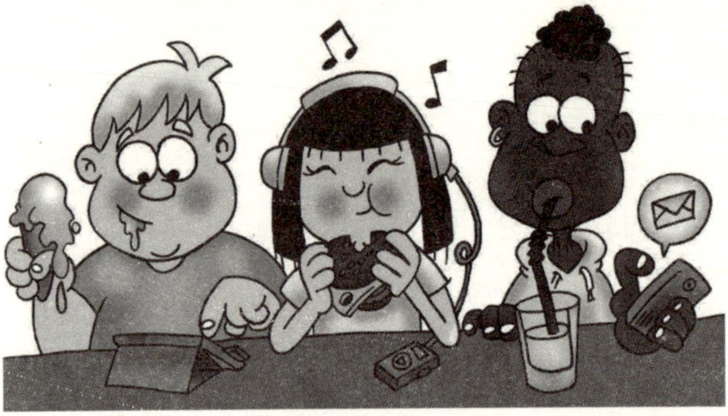

Quando a tecnologia era menos desenvolvida, buscávamos mais a aproximação física para nos comunicar e as dificuldades relacionais precisavam ser enfrentadas diretamente. Hoje, fugimos dela. Muitas vezes, mesmo próximos fisicamente, há a preferência pela troca virtual. Ficamos sozinhos, embora "acompanhados"!

Precisamos ressaltar que, embora com tantas mudanças em sua organização, a família continua sendo a referência mais importante para o desenvolvimento dos filhos e a base para um relacionamento social saudável.

Portanto, precisamos aparar as arestas, pois, como constatarão no decorrer de nossas explanações, nada está perdido como pode parecer nos relatos acima. As situações expostas podem ser revertidas.

Quando os pais conseguem identificar falhas em si mesmos e exercer o **papel de pais** de forma adequada, os filhos podem se desenvolver de forma saudável e produtiva.

5.1

O papel dos pais na educação dos filhos

Quando um casal tem filhos, biológicos ou do "coração", adquire o importante papel de **primeiros educadores** deles.

Pais que exercem adequadamente o papel de educadores respeitam as **necessidades** e **possibilidades** dos filhos em cada fase de seu desenvolvimento. Acolhem, estimulam e potencializam os recursos crescentes deles. Favorecem assim o caminho rumo à **maturidade**, em que os filhos já podem se responsabilizar pela própria vida, ter autonomia e **independência relativa.**

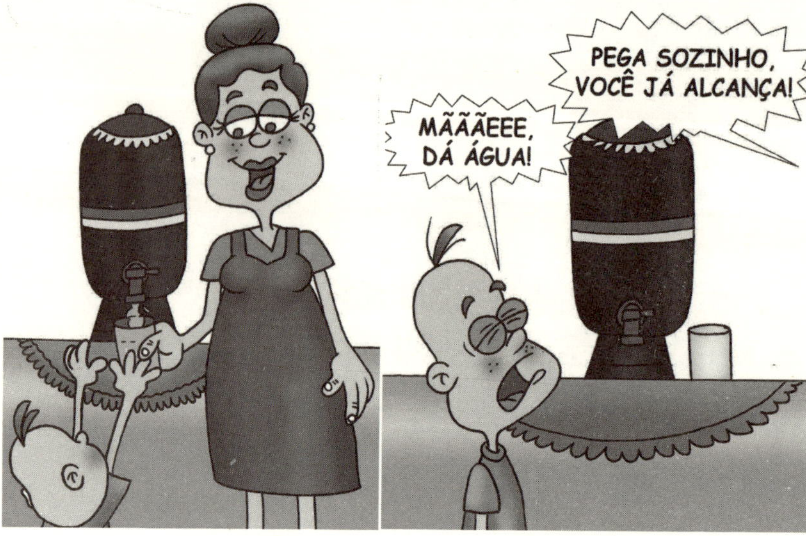

Não faça pelo seu filho o que ele já pode fazer sozinho!

Da dependência absoluta à independência relativa

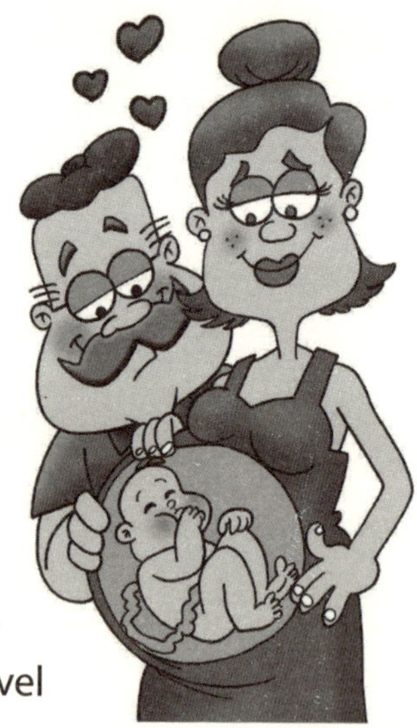

Na gestação, o feto dentro do útero é protegido dos estímulos externos e suprido em suas necessidades ininterruptamente. É a vivência do **absoluto** em que a falta não existe.

A mulher fica mais sensível e insegura nesse período, e, para se tranquilizar e vivenciar de forma mais saudável sua gestação, necessita da presença, participação e acolhimento de seu parceiro. Na ausência dele, outras pessoas de seu convívio íntimo podem suprir esse papel.

Quando nasce, o bebê vivencia pela primeira vez a falta, sente fome, frio, calor e dor. Ele é **totalmente dependente** do meio que o acolhe para sobreviver. Vive ainda no **absoluto**, reproduzindo a experiência intrauterina em que a falta não existia. Mama a cada 2-3 horas, chora quando insatisfeito, com dor ou com algum desconforto. Até o 3º mês, o bebê necessita de acolhimento quase que imediato para se tranquilizar, pois sua capacidade de lidar com a **frustração** é mínima.

O bebê expressa suas necessidades através de suas reações corporais, emitindo sinais que vão estimular a mãe ou substituta(o), aos cuidados necessários para o seu desenvolvimento. Quando a mãe estabelece um **vínculo saudável** com ele, ela decodifica sua linguagem arcaica, identifica os seus incômodos, acolhendo-o e suprindo suas necessidades físicas e psíquicas. Nesse período, o **pai** tem a importante função de proteger a relação dual mãe-bebê, para que o vínculo entre os dois se desenvolva satisfatoriamente.

Existem pais imaturos, que sentem ciúmes da relação íntima que se estabelece entre a mãe e o bebê durante esse período inicial. Sentem-se abandonados e excluídos, afastando-se emocionalmente.

Neste início de vida o bebê é **egocêntrico**, achando que tudo gira em função dele. Não percebe que sua mãe ou substituta(o) é outra pessoa, sentindo-a como sua extensão, como um grande seio que o alimenta. Do nascimento até o final do primeiro ano o seio/mamadeira é a maior fonte de prazer para o bebê. Ele tem baixa tolerância à frustração e se relaciona com a mãe somente buscando a satisfação de suas necessidades, só quer **"receber".**

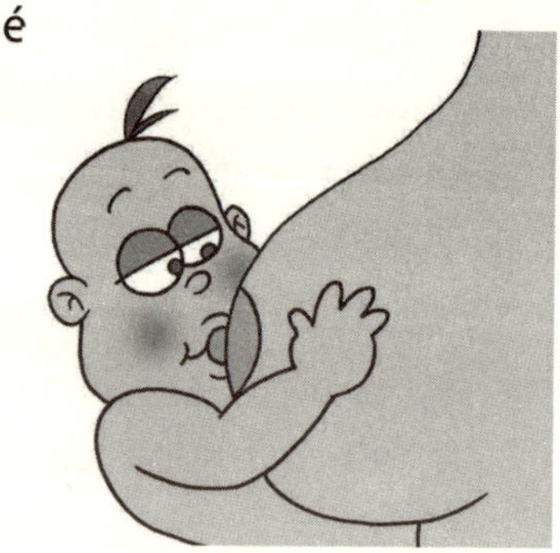

O bebê começa a perceber que a mãe não é sua continuidade e sim outra pessoa através do resgate gradativo do espaço pessoal dela e pelo aumento do tempo de espera no suprimento de suas necessidades. O pai, ou outras pessoas que ajudem nos cuidados do bebê, favorece esse processo de **diferenciação**.

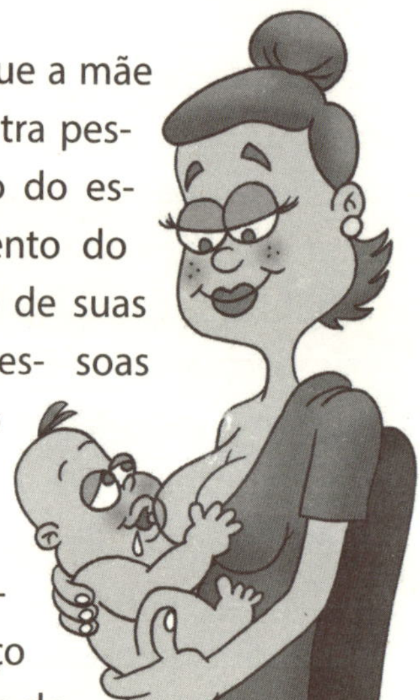

Quando a mãe já se diferenciou do bebê e retomou seu espaço pessoal, o pai passa a ter a função de ajudá-la no resgate da relação conjugal.

À medida que o bebê vai-se desenvolvendo, consegue tolerar melhor as pequenas frustrações e faltas que, além de inevitáveis, são básicas para o seu desenvolvimento emocional e cognitivo.

Com o desmame (final do primeiro ano) e inserção gradativa de novos alimentos na dieta do bebê, a mãe deixa de ser sua única fonte de satisfação.

Com o crescimento, outras pessoas começam a ter importância para a criança, como irmãos, familiares e amiguinhos. Com a entrada na escola e ampliação do contato com outras crianças, ela vai aprendendo a dividir e, por volta dos 3 anos, consegue brincar com outras crianças de forma mais colaborativa. Até os 6 anos, a criança vai saindo do **egocentrismo**, desenvolvendo lenta e gradativamente a capacidade de viver no **relativo**, em que o outro começa a ser valorizado. Estabelece a partir daí relacionamentos baseados na **troca**, não mais apenas no **recebimento.**

É fundamental ressaltar que, para sair do **egocentrismo** e vivência do **absoluto,** a criança precisa aprender a lidar com a espera e desenvolver a **capacidade de tolerar as frustrações**, o que a fortalecerá nas trocas futuras, favorecendo que ela se torne um adulto mais tolerante e menos impulsivo.

Até a adolescência, mesmo já independente em algumas situações, a criança ainda é **heterônoma**, as regras e valores ainda não totalmente internalizados são estabelecidos e ensinados pelos adultos.

Na adolescência, o jovem passa a questionar as regras e valores testando-os, o que impulsiona o desenvolvimento de sua **autonomia** (regras e valores internalizados) e **independência relativa**, potencializando-o para a vida adulta.

Segundo Winnicott, *"a independência nunca é absoluta. O indivíduo sadio não se torna isolado, mas se relaciona com o ambiente de tal modo que pode se dizer que ambos se tornam interdependentes".*[5]

6

Os limites na educação dos filhos

Vamos tecer algumas considerações sobre a importância dos **limites coerentes** como norteadores na educação dos filhos.

Como citamos anteriormente, a família é o primeiro grupo social do qual fazemos parte e é nela que nos formamos.

O **espaço** para o crescimento pessoal, familiar e social só é possível com um **limite organizador**. Por exemplo, quando identificamos uma forma como circular ou retangular, esta constatação só é possível porque o traço definiu a forma. É assim também em relação aos limites que definem o meu "Eu" e o "outro", os espaços que posso ocupar e partilhar na família e sociedade.

Não podemos falar de **espaço** sem **limite**, pois é este que dá o contorno necessário para o nosso desenvolvimento.

Os limites que permeiam as relações precisam ser claramente definidos e permeáveis, adaptando-se às necessidades diferenciadas que temos em cada fase da vida.

Quando os **limites são coerentes**, favorecem um desenvolvimento saudável, em que o espaço pessoal e partilhado é respeitado. Quando os **limites são incoerentes, rígidos** ou **escassos**, as relações se tornam inadequadas, desfavorecendo um relacionamento saudável.

Os **limites** são **externos** e **internos**.

O **primeiro limite** organizador é **externo,** antes mesmo do nascimento. O desenvolvimento do feto só é possível com o limite da bolsa que o contém, que vai dando a ele a noção do espaço ocupado e movimentos possíveis.

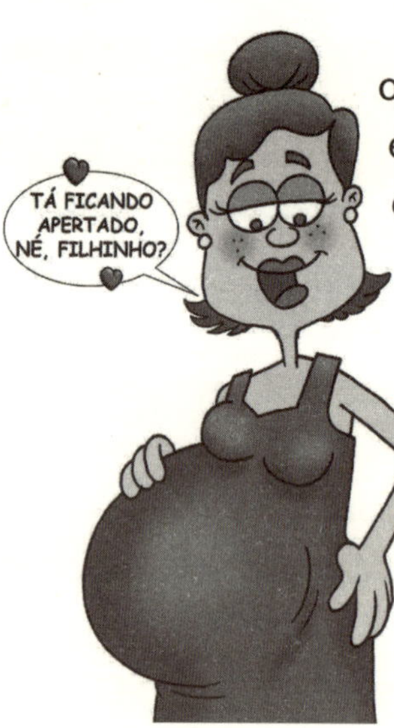

À medida que o feto vai crescendo, o espaço ocupado vai ficando maior e os limites que o contornam vão-se expandindo até um ponto máximo. Emerge a necessidade da **mudança**, o nascimento, para a garantia da vida do bebê e da mãe. Dentro do útero, o bebê não é um ser passivo, ele cresce, força a parede do útero, que, por sua **flexibilidade**, vai-se estendendo até um limite máximo.

Com o nascimento e nos primeiros anos de vida os **limites** são **externos**, estabelecidos pelos pais. Aos poucos, pela ampliação dos recursos dos filhos, os **limites** vão se **internalizando**.

Na adolescência, pelo acúmulo de experiências dentro e fora de casa, os filhos vão amadurecendo e desenvolvendo recursos necessários para a **independência relativa** da vida adulta. Como o feto, que aos 9 meses precisa romper o limite protetor do útero para sobreviver e se desenvolver, os filhos, já amadurecidos também chegam a um limite máximo na relação familiar, necessitando sair de casa para formar novos vínculos.

Os **limites externos** da família já não se fazem mais necessários. Porém, crescer não significa o rompimento com a família de origem, esta sempre será uma referência importante para os filhos.

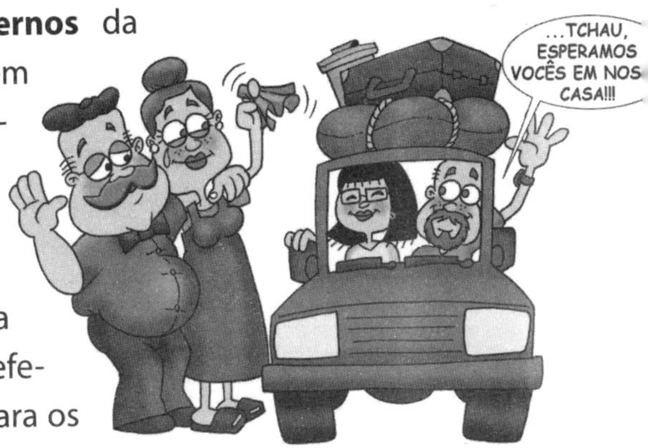

Os limites que norteiam as relações familiares

Os **limites externos** podem ser classificados, de acordo com sua eficiência no processo educativo, em: limites **coerentes**, **incoerentes**, **rígidos** e **escassos**.

Limites COERENTES

Em uma estrutura familiar saudável a **coerência** norteia as relações, tanto consigo mesmo, como com o outro. Só podemos passar coerência se a temos dentro de nós, e essa coerência precisa ser vivenciada pelos filhos em seu processo educativo.

A **educação integral** se estabelece através de **limites coerentes**, que são claros e flexíveis, pois se adaptam as fases de desenvolvimento dos filhos, desde o nascimento até a vida adulta.

Os pais exercem seus papéis de forma adequada. Identificam, acolhem e suprem as necessidades dos filhos, estimulando suas possibilidades crescentes. Também levam em conta suas necessidades pessoais, conjugais, profissionais, entre outras.

Os pensamentos e sentimentos de todos os membros da família são partilhados, existindo um espaço para sua expressão.

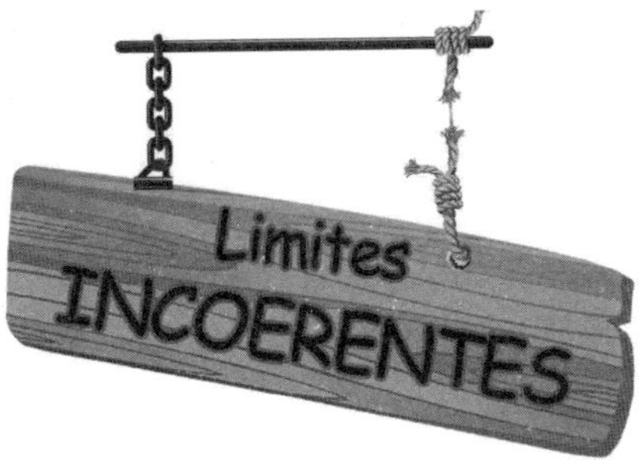

Quando a **incoerência** predomina na educação dos filhos, os pais exercem seus papéis de forma inadequada, apresentando incoerência e inconstância em suas atitudes em relação a si mesmos e aos filhos. As necessidades dos filhos ora são supridas, ora não, bem como suas possibilidades, que ora são estimuladas, ora não.

Os pensamentos e sentimentos dos filhos ora tem espaço para sua expressão, sendo acolhidos, ora não.

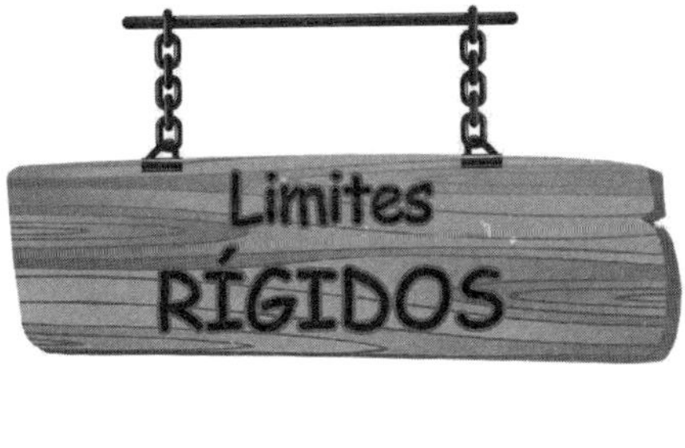

Quando os limites são estabelecidos de forma **rígida**, os pais exercem seus papéis de forma inadequada. Consideram excessivamente suas próprias necessidades, em detrimento das necessidades dos filhos, subestimando suas possibilidades.

As ideias dos pais são impostas, sem espaço para a expressão dos pensamentos e sentimentos dos filhos.

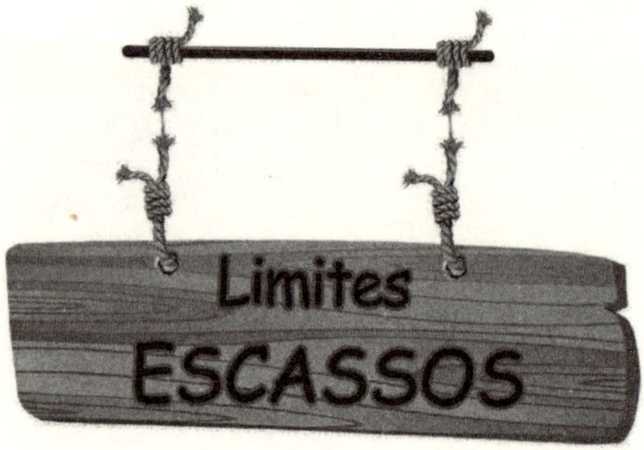

Em uma estrutura familiar em que os limites são **escassos,** os pais exercem seus papéis de forma também inadequada. Apresentam dificuldade em frustrar seus filhos, considerando excessivamente as necessidades deles em detrimento das suas. Nesse contexto, muitas vezes, os pais permitem que os filhos vivenciem situações impróprias para sua idade.

Os filhos expressam seus pensamentos e sentimentos de forma exacerbada e inadequada, sobrepondo suas ideias às dos pais.

7

Avaliando a educação dos filhos

Durante o processo educativo, vários aspectos são importantes para o desenvolvimento da personalidade dos filhos. Através deles podemos avaliar como estamos educando-os. Estes aspectos são:

7.1 - Relação afetiva
7.2 - Rotina
7.3 - Valores morais e ética
7.4 - Hierarquia
7.5 - Regras

Vamos discorrer sobre esses aspectos, mostrando a importância de o processo educativo ser norteado por **limites coerentes**.

7.1 Relação afetiva

A afetividade é a base para o desenvolvimento saudável de todos nós.

A qualidade dos vínculos que estabelecemos desde o nascimento vai influenciar positiva ou negativamente a formação de nossa personalidade, de nossa autoestima e das relações afetivas que vamos desenvolvendo no decorrer da vida.

Quando nasce, o bebê conta com seus **recursos inatos**, que são a somatória da **hereditariedade** e **vivências congênitas** (experiências durante o período gestacional). Esses dois aspectos dão ao bebê os **recursos iniciais** com os quais vai interpretar as experiências que vai ter após o nascimento com a mãe.

Às vezes, por dificuldades determinadas hereditariamente, o bebê apresenta dificuldades no estabelecimento do **vínculo afetivo primário** com a mãe. Rejeita o seio, não se aninha no colo, chora demais, com manifestações de extrema insatisfação mesmo quando suprido adequadamente pela mãe. Em outra situação, por ter vivenciado o período intrauterino como "perigoso" (ameaças de aborto, tentativas de aborto, rejeição da gravidez, mães excessivamente depressivas, etc.), o bebê também pode se relacionar de forma insatisfatória com a mãe que o acolhe neste período inicial.

Quando o bebê possui **recursos inatos** saudáveis, a qualidade do vínculo primário que vai estabelecer com a mãe depende da disponibilidade afetiva e capacidade de acolhimento dela.

Dependendo da qualidade do **vínculo afetivo** estabelecido entre a mãe e o bebê, este começa a fazer registros positivos ou negativos em relação a si mesmo.

Segundo D.W.Winnicott[10], a mãe, através de suas reações e cuidados, reflete para o bebê o que sente em relação a ele, sendo como um "espelho" para ele.

Quando a mãe consegue identificar, acolher e suprir amorosamente as necessidades do bebê (amamentação, contato físico e cuidados corporais), e ele interpreta esses cuidados de forma adequada, o **vínculo primário** estabelecido é **satisfatório.** A predominância de experiências prazerosas nesse período inicial de vida propicia que o bebê faça mais

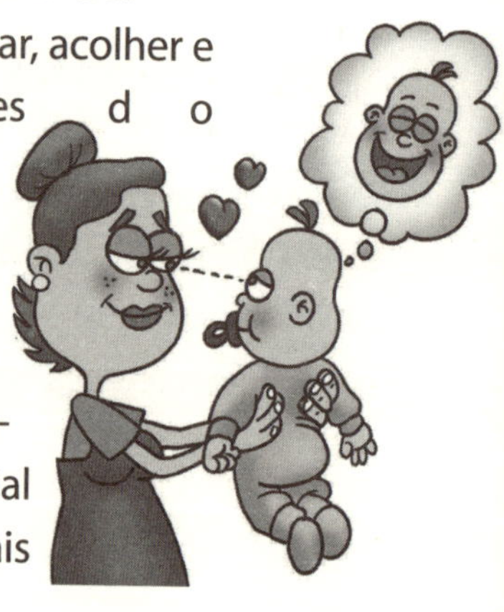

registros de aceitação, que são a base para a formação de uma boa autoestima.

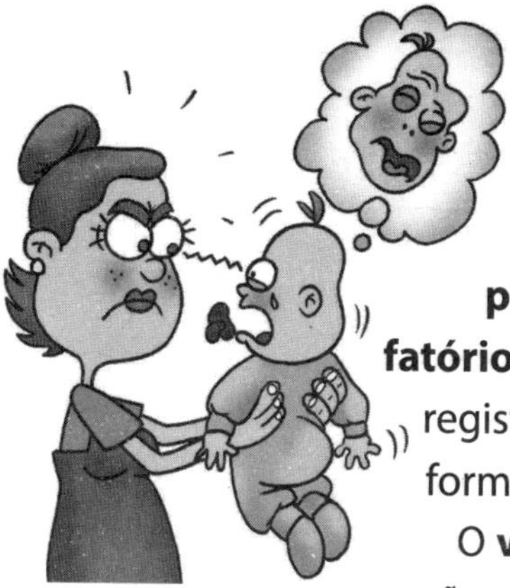

Quando o acolhimento materno é deficiente, e/ou o bebê interpreta inadequadamente o que vive (dificuldades inatas), sente mais desprazer e o **vínculo primário** estabelecido é **insatisfatório**. Nesse contexto o bebê faz mais registros de rejeição, o que prejudica a formação de uma boa autoestima.

O **vínculo primário satisfatório** entre a mãe e o bebê favorece que ele se satisfaça oralmente, adoeça menos, acalme-se no colo com o contato físico, durma bem etc.

Essas vivências iniciais saudáveis são a base para o sentimento de segurança e confiança, que favorecem maior intimidade nas relações familiares e sociais.

É importante lembrar que mesmo quando o vínculo primário é satisfatório, o bebê precisa ser desmamado do seio até o final do primeiro ano, e a mamadeira e a chupeta retiradas até aproximadamente os 2 anos. Esses cuidados permitem que a mãe deixe de ser a principal fonte de prazer para a criança, favorecendo que ela não permaneça fixada na fase oral.

Crianças fixadas na fase oral apresentam mais dificuldade em lidar com a frustração. Posteriormente podem se tornar adolescentes e adultos com a mesma dificuldade, querendo ser supridos quase que imediatamente, como o bebê nos primeiros meses de vida. Acabam muitas vezes buscando o prazer fácil, através das drogas – desvio do prazer oral para os vícios (álcool, cigarro, jogos de azar e outras drogas).

O **vínculo primário insatisfatório** favorece que o bebê já precocemente demonstre sinais de inadequações. Ele rejeita o seio, vomita em jato, adoece mais, não se aninha no colo, apresenta alterações de sono etc.

Essas vivências iniciais insatisfatórias favorecem que, posteriormente, os filhos possam desenvolver distúrbios: emocionais, de sono e alimentares, e na adolescência e vida adulta também desviar o prazer oral para os vícios.

Vê-se, portanto, que o **vínculo afetivo satisfatório** é o elemento mais importante e nutritivo para a saúde física e psíquica.

Com o estabelecimento do vínculo afetivo **satisfatório** dentro da família, os filhos vão, aos poucos, com o crescimento e ampliação de seus recursos, tornando-se mais ativos e participativos nas trocas que estabelecem com os pais, como também com outros grupos de seu convívio.

Quando **limites coerentes** norteiam a **relação afetiva**, esta é íntima e não invasiva, onde o espaço pessoal e partilhado é respeitado. Os pais conseguem expressar o que pensam e sentem, abrem espaço para que os filhos façam o mesmo, com respeito mútuo, a fim de que a relação amorosa seja preservada. Assim, os filhos vão aos poucos desenvolvendo seus próprios recursos para lidar com os mais

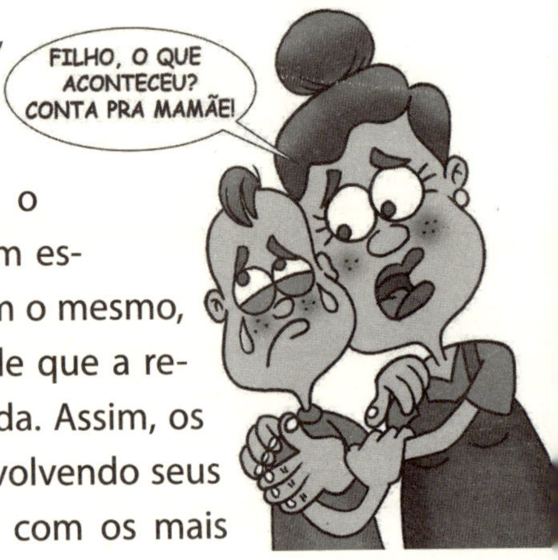

variados pensamentos e sentimentos (amorosos e hostis) inerentes à vida de todos nós, sentindo-se mais seguros.

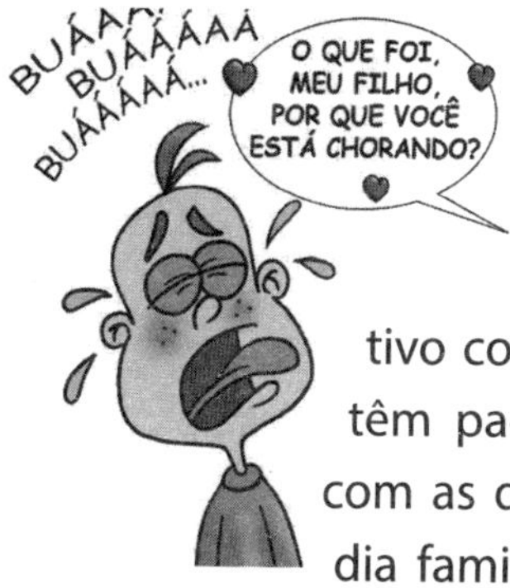
O QUE FOI, MEU FILHO, POR QUE VOCÊ ESTÁ CHORANDO?

Quando o relacionamento familiar se norteia por **limites incoerentes,** a **relação afetiva** é insatisfatória. Os pais não conseguem manter um vínculo afetivo coerente com seus filhos. Às vezes, têm paciência e tranquilidade em lidar com as dificuldades corriqueiras do dia a dia familiar e outras vezes não. A incoerência entre a fala e a ação dos pais é uma constante, ela gera dúvidas, ansiedade e insegurança nos filhos. Eles nunca sabem o que esperar de seus pais.

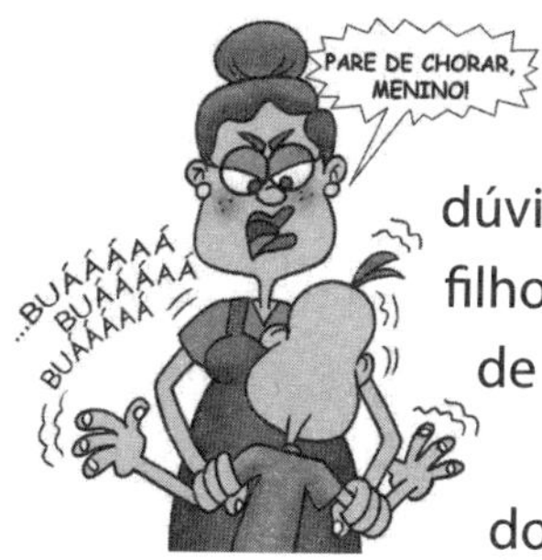
PARE DE CHORAR, MENINO!

Pais excessivamente controladores que norteiam a troca com os filhos através de **limites rígidos**, empobrecem a **relação afetiva.**

Os filhos são desrespeitados por serem desqualificados em suas necessidades. Os pais ocupam um espaço exagerado, "deformando" o espaço dos filhos, tornando-os uma extensão de seus desejos. Só os pais têm

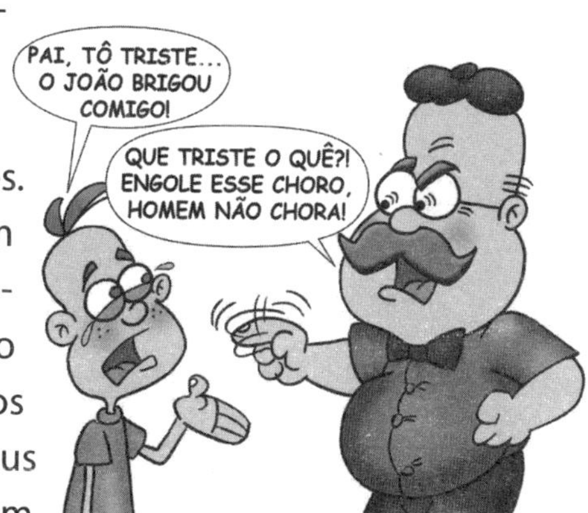
PAI, TÔ TRISTE... O JOÃO BRIGOU COMIGO!
QUE TRISTE O QUÊ?! ENGOLE ESSE CHORO, HOMEM NÃO CHORA!

o direito de se expressar, os filhos não, o que os torna mais inseguros.

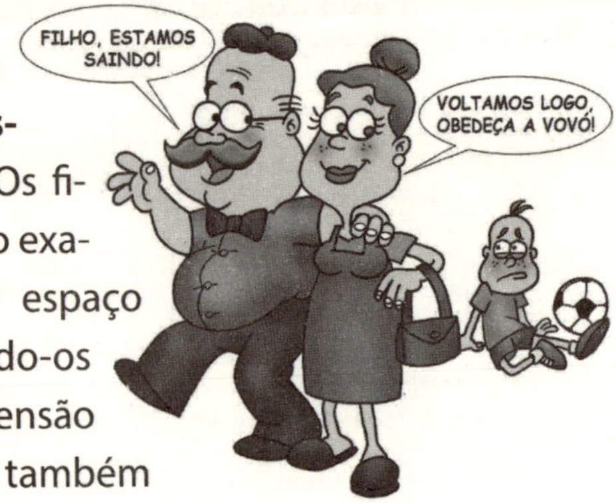
FILHO, ESTAMOS SAINDO!
VOLTAMOS LOGO, OBEDEÇA A VOVÓ!

A **relação afetiva** norteada por **limites escassos** é inadequada. Os filhos ocupam um espaço exagerado, "deformam" o espaço dos pais, desrespeitando-os e tornando-os uma extensão de seus desejos. Os pais também se desrespeitam pelo excessivo acolhimento das necessidades dos filhos.

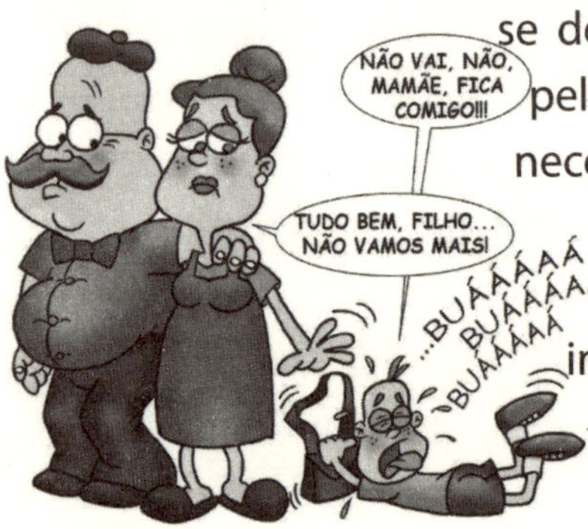
NÃO VAI, NÃO, MAMÃE, FICA COMIGO!!!
TUDO BEM, FILHO... NÃO VAMOS MAIS!
...BUÁÁÁÁÁ
BUÁÁÁÁÁ
BUÁÁÁÁÁ

Pela falta de frustração adequada, os filhos se tornam intolerantes, exigentes e excessivamente infantilizados.

7.2 Rotina

A rotina é importante na vida de todos nós, pois através dela adquirimos a capacidade de nos organizar no tempo e no espaço e de lidar com priorizações, nos tornando mais produtivos e responsáveis. Também nos ajuda a antecipar situações futuras, minimizando a ansiedade pela certeza de que cada coisa tem a sua hora para acontecer.

A organização externa, através dos hábitos de rotina saudáveis, ajuda-nos na organização interna (pensamentos e sentimentos), o que nos torna mais seguros e menos ansiosos.

Quando o bebê nasce, não se localiza no tempo e no espaço. Através da rotina (horário e local adequado para a alimentação, sono e higiene) ele vai percebendo que suas vivências diárias têm uma sequência. À medida que se desenvolve, as atividades rotineiras vão se ampliando.

A criança aprende a guardar seus brinquedos, depois a organizar os seus pertences e a ajudar em pequenas tarefas domésticas.

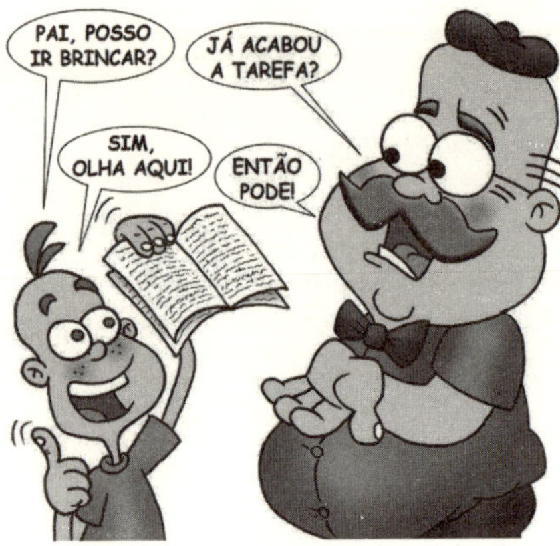
PAI, POSSO IR BRINCAR?
JÁ ACABOU A TAREFA?
SIM, OLHA AQUI!
ENTÃO PODE!

O brincar e as atividades físicas são fundamentais para seu desenvolvimento, devendo também fazer parte de sua rotina.

Quando entra na escola, passa a ter compromissos em relação ao horário para as atividades escolares, tarefas, atividades extracurriculares e sociais. Aprende, assim, que existe um horário adequado para tudo o que faz durante o dia. Nesse processo, os pais devem ensinar os filhos que o **dever** vem sempre antes do **lazer.**

O estabelecimento de uma **rotina** saudável só é possível dentro de um contexto familiar que se norteie por **limites coerentes**, em que os pais ensinam os filhos a adquirirem hábitos de rotina no dia a dia, desde o despertar até o adormecer. Nesse processo, a flexibilidade, coerência e concordância entre os pais devem ser constantes. Assim, os filhos aprendem a se organizar

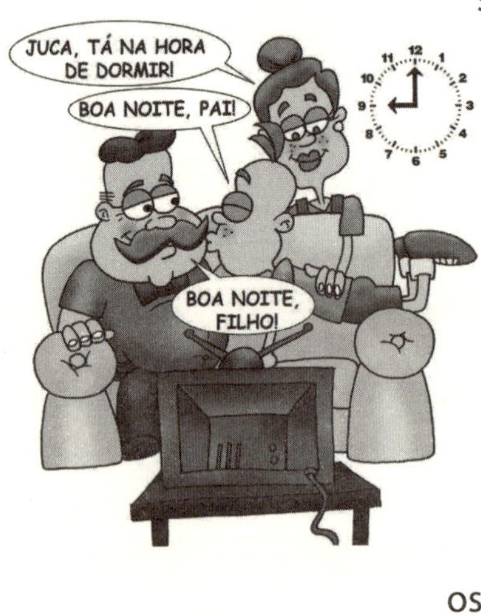
JUCA, TÁ NA HORA DE DORMIR!
BOA NOITE, PAI!
BOA NOITE, FILHO!

no tempo e espaço, conseguem lidar com priorizações, tornando-se mais produtivos.

Quando a **rotina** é norteada por **limites incoerentes**, esta é precariamente estabelecida. Isso pode ocorrer pela inconstância dos pais em relação aos horários de sono, alimentação, higiene etc.; bem como por uma incoerência entre eles. Assim, os filhos não aprendem a se organizar no tempo e no espaço, apresentando dificuldade em lidar com priorizações, tornando-se menos produtivos e mais ansiosos.

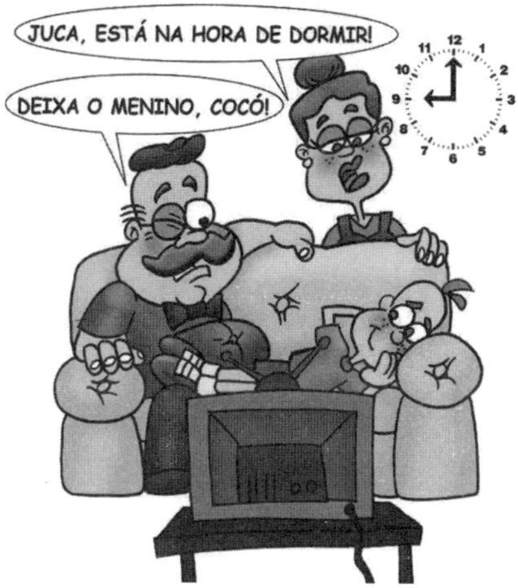
JUCA, ESTÁ NA HORA DE DORMIR!
DEIXA O MENINO, COCÓ!

Dentro de um contexto familiar norteado por **limites rígidos**, a **rotina** é inflexível, o que propicia que os filhos se tornem muito exigentes consigo mesmos e com os outros e pouco tolerantes diante das mudanças externas. Tornam-se também rígidos em relação ao cumprimento de horários, podendo desenvolver comportamentos obsessivos. Os filhos são produtivos, porém aprisionados pela rotina.

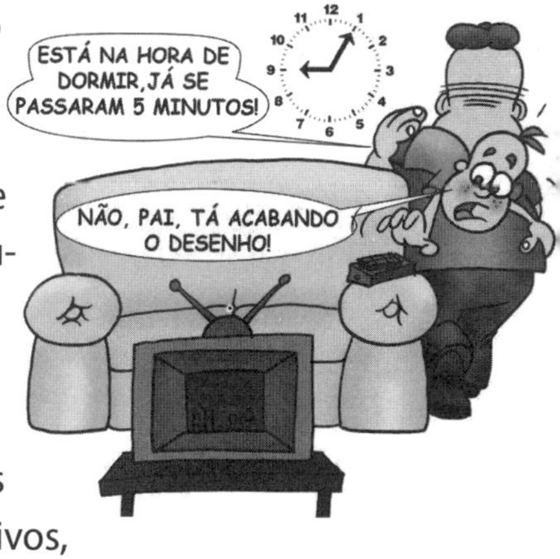
ESTÁ NA HORA DE DORMIR, JÁ SE PASSARAM 5 MINUTOS!
NÃO, PAI, TÁ ACABANDO O DESENHO!

Quando a colocação de **limites** na educação dos filhos é **escassa**, a **rotina** é precariamente estabelecida, com um

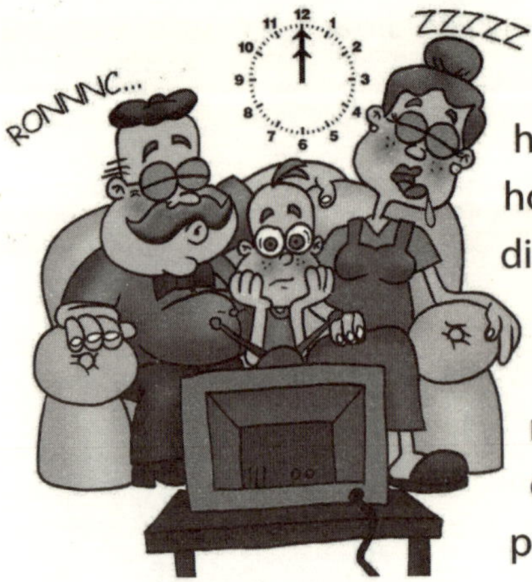

afrouxamento em relação ao cumprimento de horários. Qualquer hora é hora para as atividades cotidianas. Assim, os filhos não aprendem a se organizar no tempo e no espaço e nem a priorizar situações do dia a dia, tornando-se pouco produtivos.

Segundo Aristóteles, *"a virtude moral é uma consequência do hábito. Nós nos tornamos o que fazemos repetidamente. Ou seja: nós nos tornamos justos ao praticarmos atos justos, controlados ao praticarmos atos de autocontrole, corajosos ao praticarmos atos de bravura".*[2]

Quando entendemos que somos a somatória de nossos hábitos, precisamos eleger em quais deles investir para sermos no amanhã os hábitos elegidos de hoje.

Assim, é importante que os pais ajudem seus filhos a desenvolver hábitos saudáveis desde cedo para que, quando adultos, possam ser mais produtivos, responsáveis e comprometidos com suas ações, sabendo que estas afetam a si mesmo, o outro, como também o planeta em que vivemos.

7.3

Valores morais e ética

Toda sociedade tem um conjunto de regras e valores que norteiam o comportamento de seus membros, e que são determinados pelo contexto cultural, religioso e pela época em que estão inseridos. **Moral** é o conjunto desses valores que determinam o comportamento social.

Ética é uma parte da filosofia que estuda e questiona os valores morais; assim, ela favorece a modificação e evolução dos valores morais no decorrer do tempo. Por exemplo, comportamentos sexuais que em uma geração anterior eram vistos como imorais, gerando intolerância e preconceito, podem, através do questionamento crítico que a ética favorece, serem entendidos, em outro momento, como normais. É esse questionamento que favorece a evolução de uma sociedade, tornando-a mais reflexiva, justa, livre e equilibrada.

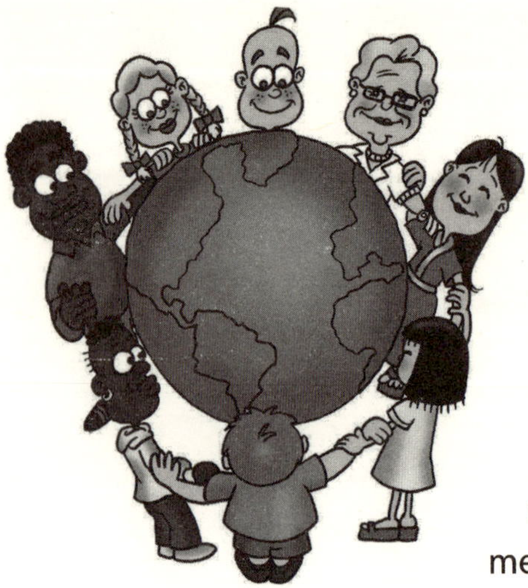

É função dos pais ajudar os filhos a internalizar **valores** e desenvolver princípios éticos que nortearão sua conduta **moral**, bem como entender que toda ação tem uma consequência positiva ou negativa. Pelo entendimento de que todos fazemos parte de vários sistemas (familiar, social, cultural, religioso e ecológico), que somos interdependentes e nos desenvolvemos na troca, os filhos precisam ser conscientizados da importância do respeito e cuidado consigo mesmo, com o outro e com o planeta Terra, que dá sustentação à nossa vida.

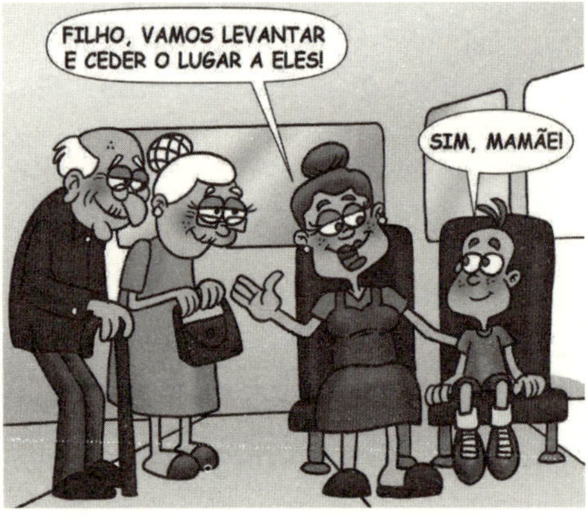

Quando o aprendizado de **valores morais** é norteado por **limites coerentes,** os pais demonstram preocupação e comprometimento em relação às questões pessoais, familiares, sociais e ecológicas. São verdadeiros e coerentes em relação àquilo que falam e fazem. Não adianta os pais falarem em honestidade se no dia a dia são desonestos, falarem em respeito se desrespeitam, exigirem a verdade se a mentira é uma tônica em suas vidas.

A **fala** precisa ser **coerente** com a **ação**, com predominância de aspectos amorosos, para ter um efeito educativo. A criança pequena aprende por imitação, muito mais do que por palavras. As palavras se perdem se não existe um comportamento coerente que as sustente.

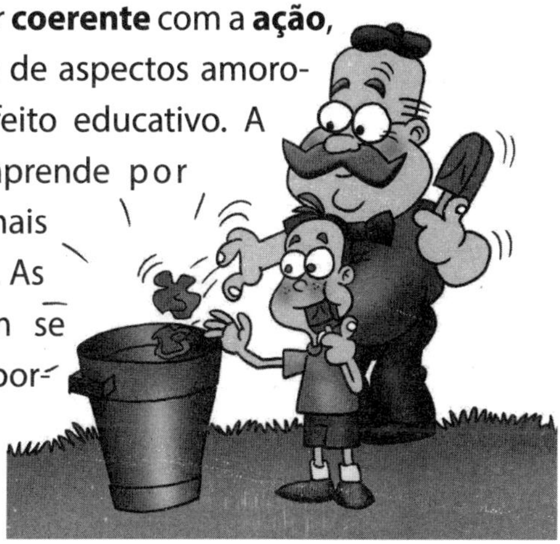

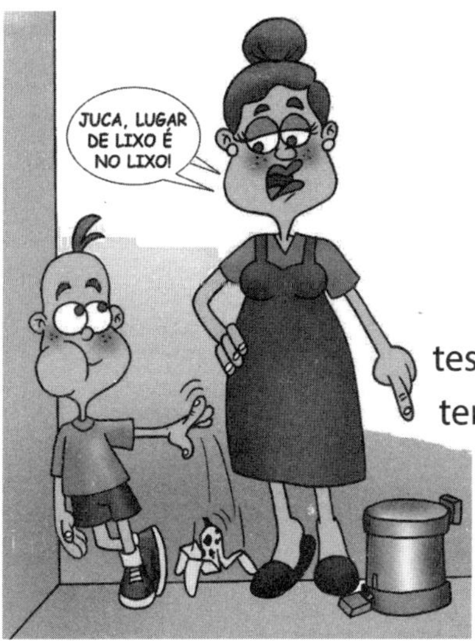

Neste contexto, os filhos desenvolvem uma capacidade crítica adequada, podendo, quando maiores, questionar valores vigentes na sociedade que apresentem incoerências.

Se o processo educativo é norteado por **limites incoerentes**, os pais não conseguem passar para os filhos parâmetros adequados em relação aos **valores morais**. Eles têm uma posição incoerente pela inconstância de suas atitudes.

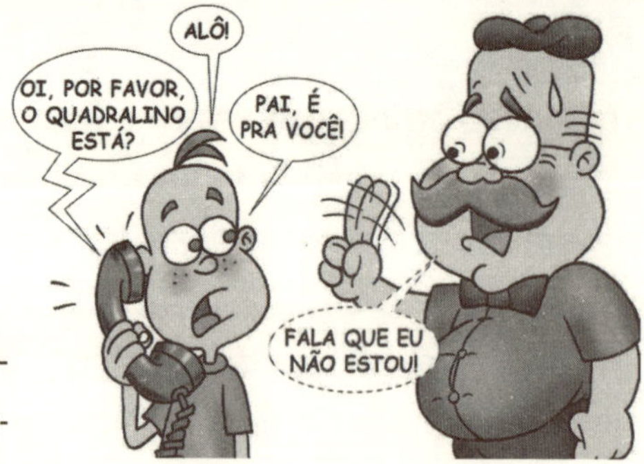
ALÔ!
OI, POR FAVOR, O QUADRALINO ESTÁ?
PAI, É PRA VOCÊ!
FALA QUE EU NÃO ESTOU!

Os pais apresentam uma incoerência entre o que falam e fazem, deixando os filhos confusos em relação aos comportamentos que devem ter nas mais variadas situações. Assim, eles se desenvolvem com uma capacidade crítica inadequada, o que dificulta posteriormente questionamentos em relação aos comportamentos esperados no meio em que vivem.

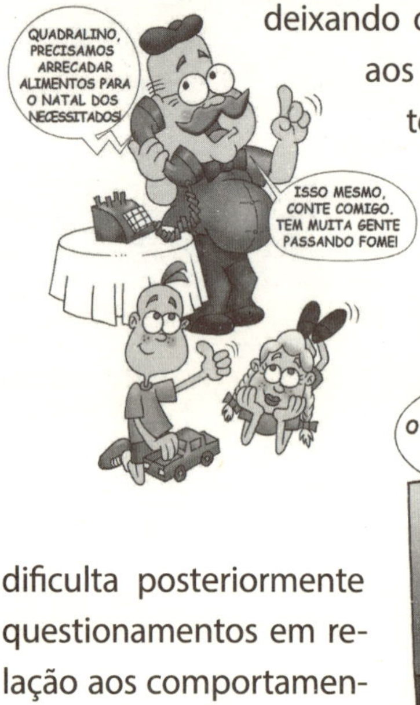
QUADRALINO, PRECISAMOS ARRECADAR ALIMENTOS PARA O NATAL DOS NECESSITADOS!
ISSO MESMO, CONTE COMIGO. TEM MUITA GENTE PASSANDO FOME!

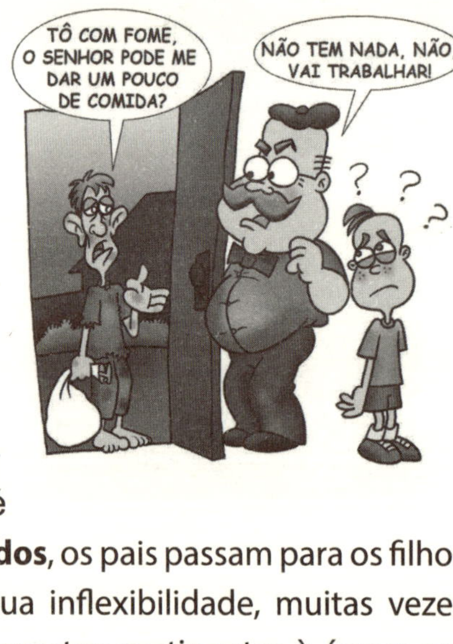
TÔ COM FOME, O SENHOR PODE ME DAR UM POUCO DE COMIDA?
NÃO TEM NADA, NÃO, VAI TRABALHAR!

Quando o aprendizado de **valores morais** é norteado por **limites rígidos**, os pais passam para os filhos valores distorcidos por sua inflexibilidade, muitas vezes exigindo deles comportamentos pertinentes à época em

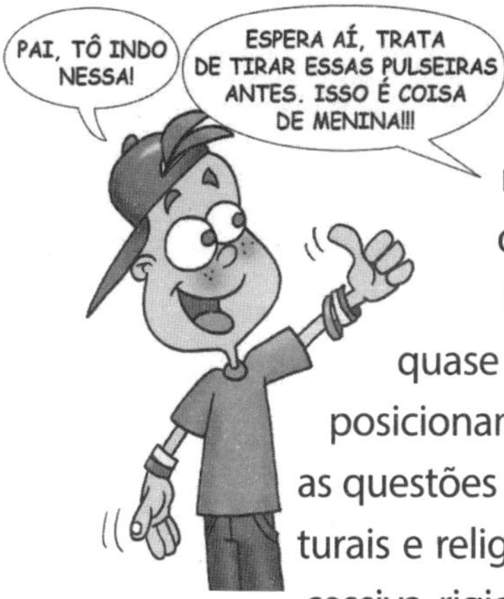
PAI, TÔ INDO NESSA!
ESPERA AÍ, TRATA DE TIRAR ESSAS PULSEIRAS ANTES. ISSO É COISA DE MENINA!!!

que foram criados, desconsiderando as mudanças que ocorrem de geração em geração.

Em relação a vida em sociedade, quase sempre se posicionam perante as questões sociais, culturais e religiosas com excessiva rigidez, favorecendo fanatismos, preconceitos e discriminação. Por exemplo, uma pessoa que só ajuda movimentos solidários que estejam alinhados com seu segmento religioso.

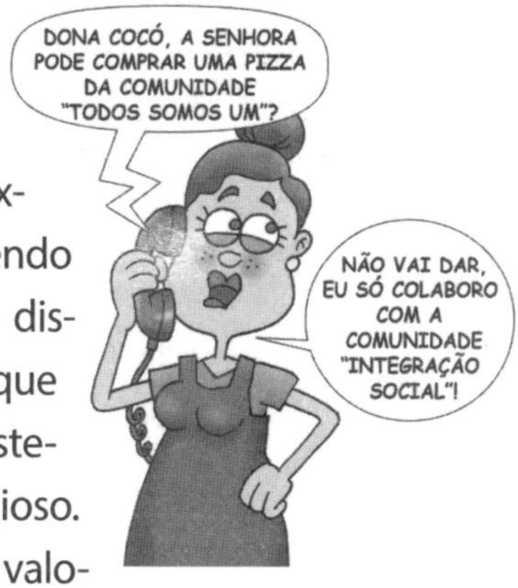
DONA COCÓ, A SENHORA PODE COMPRAR UMA PIZZA DA COMUNIDADE "TODOS SOMOS UM"?
NÃO VAI DAR, EU SÓ COLABORO COM A COMUNIDADE "INTEGRAÇÃO SOCIAL"!

Assim, os filhos podem internalizar valores rígidos, desenvolvendo uma capacidade crítica exagerada. Podem se tornar intolerantes e preconceituosos, ou mesmo permanecerem frágeis demais, dependentes emocionalmente dos pais, que continuam a nortear seus comportamentos mesmo na vida adulta.

Quando **limites escassos** norteiam a relação familiar, os pais não conseguem transmitir aos filhos os parâmetros necessários à internalização de **valores** por causa de suas atitudes sempre condescendentes com seus desejos. Assim, os filhos internalizam valores precários,

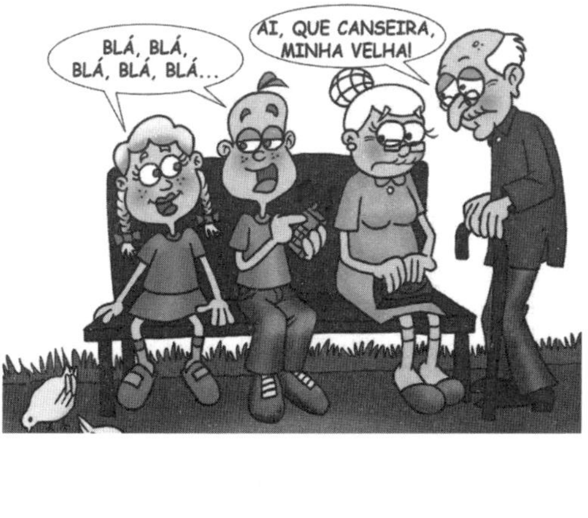
BLÁ, BLÁ, BLÁ, BLÁ, BLÁ...
AI, QUE CANSEIRA, MINHA VELHA!

desenvolvendo uma capacidade crítica deficitária. Permanecem em uma posição infantilizada diante da vida, em que o outro somente é percebido como um meio para a satisfação de seus desejos. Nesse contexto, eles não se importam com o bem-estar alheio.

7.4
Hierarquia

Vivemos em uma sociedade em que a família, a escola, a administração pública, o trabalho e vários outros setores se interligam. Para o bom funcionamento de todos eles, deve haver uma **hierarquia**, que define qual é a nossa posição dentro dos grupos dos quais fazemos parte e que estabelece a ordem neles.

Tanto na sociedade como na família, a **posição hierárquica** de cada pessoa vai se alterando de acordo com o seu desenvolvimento e ampliação de responsabilidades.

Nos grupos saudáveis, a hierarquia é estabelecida em função da importância e responsabilidade atrelada à função exercida. Sendo assim, dentro do contexto familiar os pais devem exercer a **autoridade**, pois eles são os responsáveis pela educação dos filhos, pela provisão financeira e pelo funcionamento da casa.

Com o crescimento, os filhos vão adquirindo mais **deveres** e, concomitante a estes, mais **direitos**, mas apenas quando estruturarem seus próprios lares poderão determinar as regras, exercendo a **autoridade** neste novo contexto.

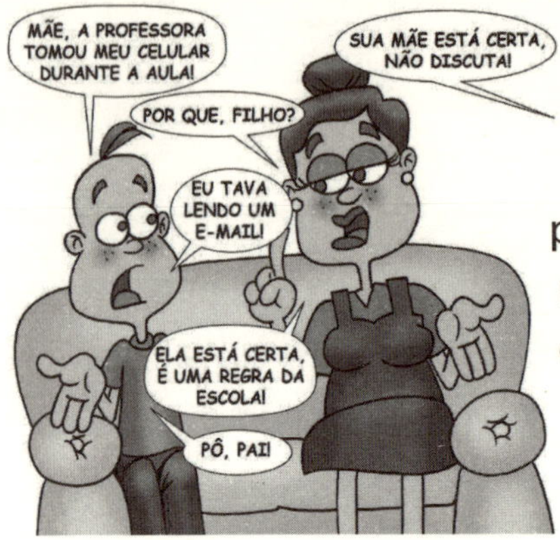
MÃE, A PROFESSORA TOMOU MEU CELULAR DURANTE A AULA!
POR QUE, FILHO?
EU TAVA LENDO UM E-MAIL!
SUA MÃE ESTÁ CERTA, NÃO DISCUTA!
ELA ESTÁ CERTA, É UMA REGRA DA ESCOLA!
PÔ, PAI!

Quando a relação familiar é norteada por **limites coerentes,** a **hierarquia** é estabelecida com papéis definidos e funcionais, em que pais são "pais" e filhos são "filhos". A autoridade exercida pelos pais é adequada, o que ajuda os filhos a saber quais são seus **direitos** e **deveres** e sua posição hierárquica dentro e fora da família.

Na relação familiar norteada por **limites incoerentes,** a **hierarquia** é estabelecida com papéis confusos, em que os pais não sabem que espaço ocupar diante dos filhos e nem delimitar coerentemente o espaço deles. Pais, às vezes, se portam como "filhos", e filhos, como "pais". A autoridade é estabelecida de forma incoerente, dificultando que os filhos saibam

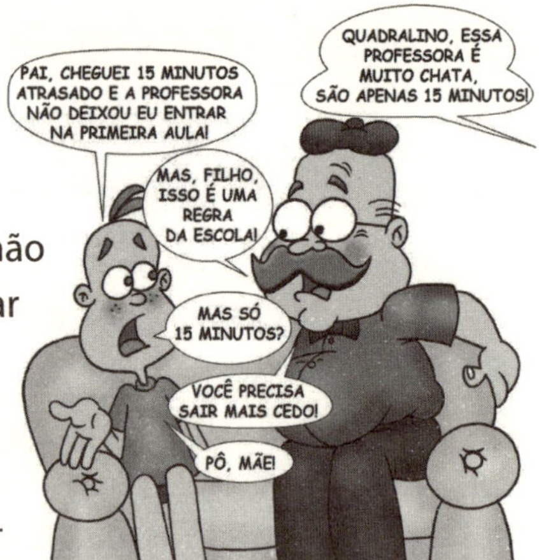
PAI, CHEGUEI 15 MINUTOS ATRASADO E A PROFESSORA NÃO DEIXOU EU ENTRAR NA PRIMEIRA AULA!
MAS, FILHO, ISSO É UMA REGRA DA ESCOLA!
MAS SÓ 15 MINUTOS?
VOCÊ PRECISA SAIR MAIS CEDO!
QUADRALINO, ESSA PROFESSORA É MUITO CHATA, SÃO APENAS 15 MINUTOS!
PÔ, MÃE!

quais são seus **direitos** e **deveres** e sua posição hierárquica dentro e fora da família.

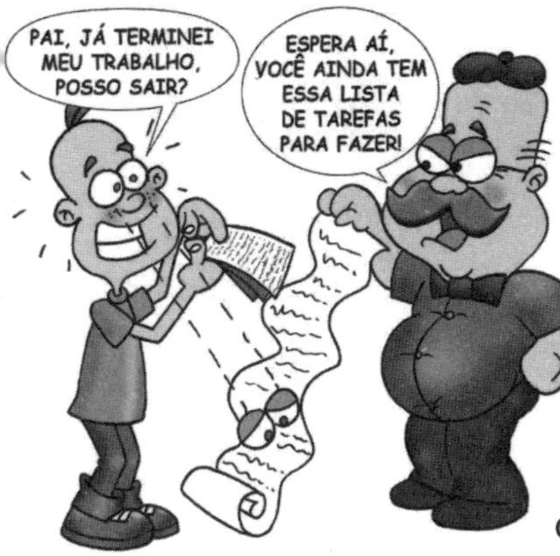
PAI, JÁ TERMINEI MEU TRABALHO, POSSO SAIR?
ESPERA AÍ, VOCÊ AINDA TEM ESSA LISTA DE TAREFAS PARA FAZER!

Quando a relação familiar é norteada por **limites rígidos**, a **hierarquia** é estabelecida com pais autoritários e filhos reprimidos. O **autoritarismo** dos pais não possibilita a expressão das insatisfações dos filhos, atribuindo a eles mais **deveres** que **direitos**. Essa rigidez faz com que os filhos se posicionem de forma excessivamente passiva dentro do contexto familiar. Nas relações fora da família, pode ocorrer a repetição da passividade a que foram obrigados a viver, ou mesmo desenvolverem-se como tiranos, reproduzindo o modelo dos pais.

Esse tipo de relacionamento hoje é menos comum, parece que houve uma mudança de extremo para extremo – de um modelo de autoridade vertical para um modelo horizontal, em que os pais são permissivos demais.

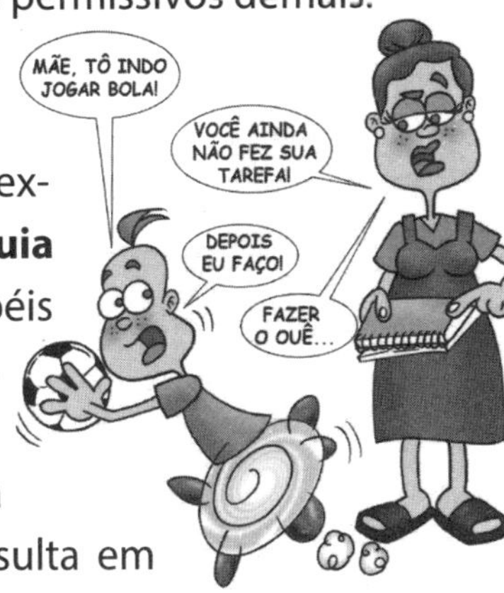
MÃE, TÔ INDO JOGAR BOLA!
VOCÊ AINDA NÃO FEZ SUA TAREFA!
DEPOIS EU FAÇO!
FAZER O QUÊ...

Assim, na relação familiar norteada por **limites escassos**, a liberdade excessiva impera. A **hierarquia** é estabelecida com papéis invertidos, em que os pais agem como "filhos", e os filhos, como "pais". A falta de autoridade dos pais resulta em filhos imaturos e infantilizados, com mais **direitos** que **deveres**, o que dificulta a percepção de sua posição hierárquica dentro e fora da família.

Hoje observamos com muita frequência filhos adultos, alguns independentes financeiramente, com mais de trinta anos, ainda morando com os pais. Eles se acomodam pelas facilidades que os pais ainda lhes favorecem, têm poucos **deveres** dentro de casa, mas são muito exigentes em relação aos seus **direitos.**

7.5 Regras

As regras são fundamentais para o convívio em sociedade. Sem elas, seria o caos.

A criança precisa aprender desde cedo as regras de convívio familiar, saber o que pode e o que não pode fazer, de acordo com sua idade e sua realidade familiar e social.

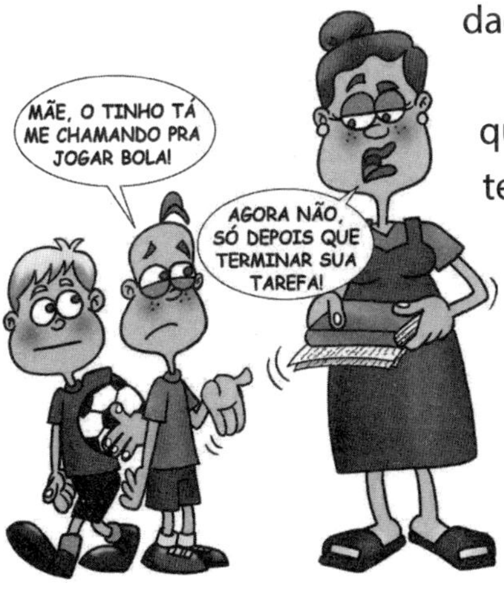
MÃE, O TINHO TÁ ME CHAMANDO PRA JOGAR BOLA!
AGORA NÃO, SÓ DEPOIS QUE TERMINAR SUA TAREFA!

As **regras** são adequadas quando a relação familiar é norteada por **limites coerentes.** Fica claro para os filhos a noção do "sim" e do "não" e qual será a consequência de seus atos (noção de causa e efeito).

A estabilidade e coerência em relação às regras estabelecidas na família propicia recursos para que os filhos internalizem com mais facilidade as regras estabelecidas pela escola e sociedade. Assim, os filhos desenvolvem responsabilidade e tolerância às frustrações inerentes à vida, favorecendo a autonomia e independência relativa na vida adulta.

Dentro de um contexto familiar norteado por **limites incoerentes**, as **regras** são ineficazes e incoerentes, por não se manterem e/ou não se adaptarem às necessidades reais dos filhos. As mensagens são dúbias, não ficando claro para os filhos a noção do "sim" e do "não", do que é certo ou errado e de qual vai ser a consequência de seus atos.

Os pais entre si também podem discordar no estabelecimento das regras, o que deixa os filhos mais confusos. Essa instabilidade dos pais em relação às regras propicia aos filhos a internalização de regras confusas, dificuldade no desenvolvimento da responsabilidade, baixa tolerância à frustração, movimentos de independência em algumas situações específicas (ex.: sair à noite) e dependência excessiva em outras (ex.: medo de dormir sozinho). Dificulta-se, assim, o desenvolvimento da autonomia e independência relativa na vida adulta.

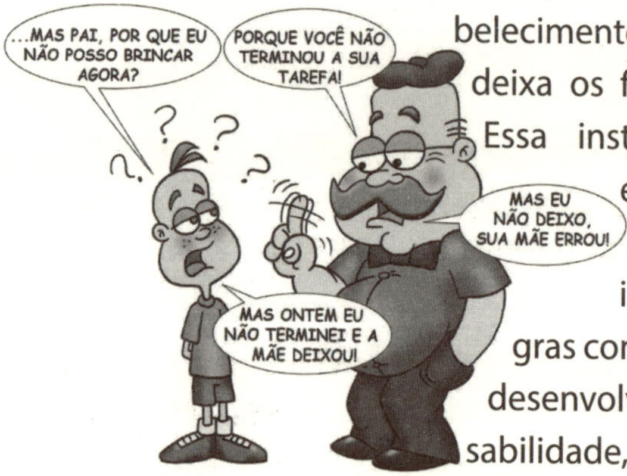
...MAS PAI, POR QUE EU NÃO POSSO BRINCAR AGORA?
PORQUE VOCÊ NÃO TERMINOU A SUA TAREFA!
MAS ONTEM EU NÃO TERMINEI E A MÃE DEIXOU!
MAS EU NÃO DEIXO, SUA MÃE ERROU!

Embora menos comum nos dias de hoje, ainda há famílias em que as **regras** são exageradas, norteadas por **limites rígidos**. O "não" predomina na relação com os filhos, que são desrespeitados e sofrem consequências excessivas em relação aos seus atos.

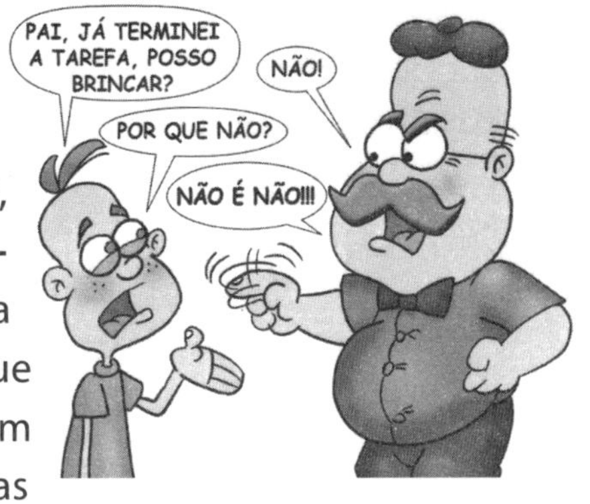
PAI, JÁ TERMINEI A TAREFA, POSSO BRINCAR?
NÃO!
POR QUE NÃO?
NÃO É NÃO!!!

A rigidez dos pais em relação às regras estabelecidas propicia aos filhos a internalização de regras rígidas e uma aparente tolerância à frustração, em razão do excessivo controle racional. Quando frustrados, os filhos aceitam as imposições pela inflexibilidade dos pais; porém, aprisionados, bloqueiam o que sentem e se ressentem. Muitas vezes os filhos podem desenvolver a mentira reativa como um recurso de proteção diante das consequências sempre exageradas dos pais.

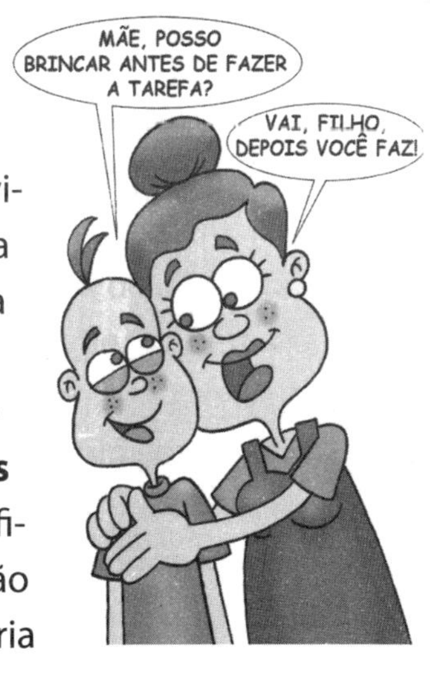
MÃE, POSSO BRINCAR ANTES DE FAZER A TAREFA?
VAI, FILHO, DEPOIS VOCÊ FAZ!

A internalização de **regras** rígidas dificulta aos filhos o desenvolvimento da autonomia e independência relativa, podendo ficar aprisionados a controles internos e externos rígidos.

Nos dias de hoje, é comum a relação familiar ser norteada por **limites escassos**, em que as **regras** são insuficientes. O "sim" predomina na relação com os filhos, favorecendo uma precária noção de causa e efeito, bem como uma irresponsabilidade. A precariedade de limites na educação dos filhos dificulta a internalização de regras de convívio social, mantendo os filhos dependentes, exigentes e com baixa tolerância à frustração.

8

Considerações sobre a educação sexual dos filhos

O ser humano vivencia prazer ou desprazer em tudo o que faz. Desde o nascimento somos impulsionados pela busca do prazer, e a energia que impulsiona essa busca é denominada libido (energia sexual).

A libido percorre um longo caminho, do nascimento até a vida adulta, de acordo com o desenvolvimento fisiológico. É uma energia que tem mobilidade, podendo ser canalizada para vários objetivos: a boca, o corpo, o intelecto, a criatividade, o sexo, trocas afetivas etc. Sendo assim, quando falamos em sexualidade, não nos referimos apenas a sexo, e sim a tudo o que pode ser fonte de prazer através da canalização da libido no decorrer da vida.

A energia sexual precisa ser canalizada adequadamente para que haja um desenvolvimento saudável, respeitando as necessidades em cada fase do desenvolvimento dos filhos. Quando o caminho da libido sofre bloqueios, fixações por excesso ou falta de satisfação, favorece o aparecimento de sintomas físicos e psíquicos.

Segundo Freud[6], o investimento libidinal acompanha as fases de desenvolvimento: oral, anal, fálica, latência e genital.

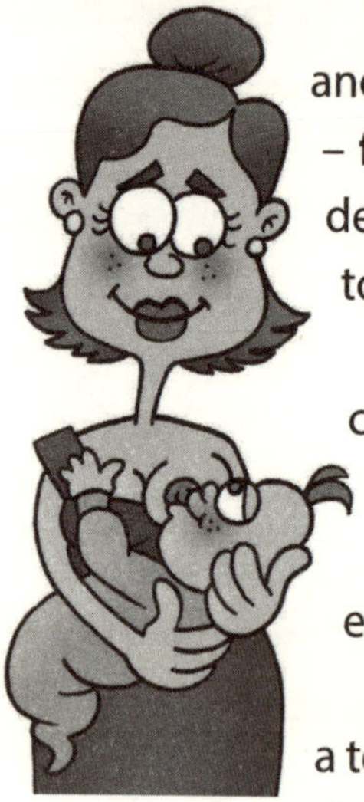

Do nascimento até o final do primeiro ano, a libido está mais concentrada na boca – **fase oral**. O bebê vivencia a experiência de prazer através da amamentação, contato físico e cuidados corporais adequados.

Do primeiro ao terceiro ano de vida, com o desenvolvimento fisiológico, a criança começa a ter um maior desenvolvimento motor, anda, come sozinha e faz ensaios de separação dos pais.

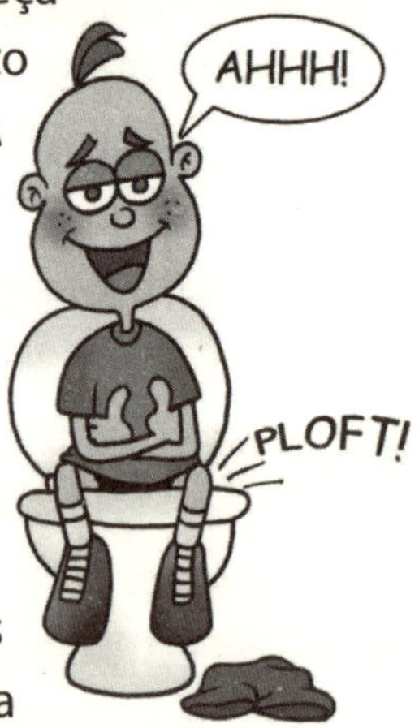

A região anal começa a ter maior investimento da libido – **fase anal**. A criança aprende a controlar o xixi e o cocô e, nesta fase, ela sente prazer na eliminação e retenção das fezes. Percebe que o acúmulo de fezes na parte terminal do intestino provoca sensações de prazer.

Dos três aos seis anos, os órgãos genitais são alvo da concentração da libido – **fase fálica.** A criança descobre que a área genital lhe traz sensações prazerosas diferenciadas das demais partes do corpo, iniciando a manipulação dos genitais. Apresenta curiosidade pelo corpo do outro (quem tem pipi, quem não tem), vivencia fantasias e angústias decorrentes de suas constatações. O menino tem medo de perder o pênis e as meninas acham que seu pênis ainda vai crescer. Meninos sempre se angustiam demais quando um adulto faz brincadeira indesejável de que vai cortar o seu pipi.

Nessa fase, a criança se interessa pela intimidade de seus pais, querendo saber de onde vêm os bebês e tentam se portar como namoradinho(a) deles. Portanto, não é adequado beijá-los na boca e nem permitir que durmam em seu quarto. Também não é conveniente ficar nu diante dos filhos de sexo oposto ao seu.

Quando os pais não limitam esses comportamentos da criança, demonstram um desconhecimento sobre a sexualidade dela. Por exemplo, o filho fala que é namorado da mãe e tenta beijá-la na boca, e ela deixa, achando graça e falando que é sua namorada.

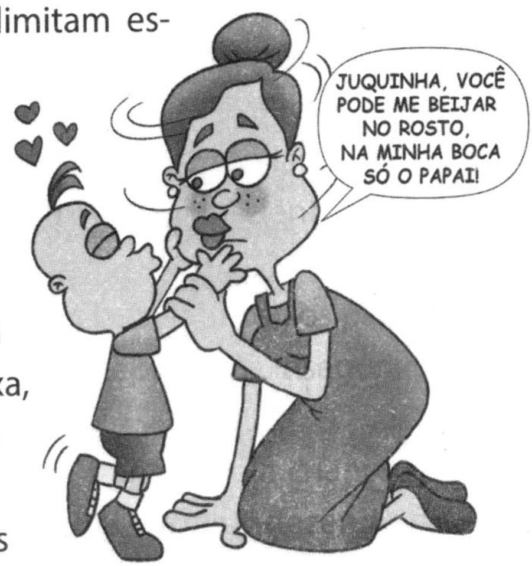
JUQUINHA, VOCÊ PODE ME BEIJAR NO ROSTO, NA MINHA BOCA SÓ O PAPAI!

O adequado é os pais sempre se posicionarem, **diferenciando acolhimento afetivo de comportamento sexualizado** ("você é minha filha, é pequena, eu a amo, pode me beijar no rosto, mas minha namorada é sua mãe; quando você crescer, vai ter seu namorado").

Quando a criança começa a se manipular na frente de outras pessoas, esse comportamento **não deve ser bloqueado, mas sim educado**. Oriente a criança, dizendo que essa atividade é gostosa, mas que não deve ser feita na frente de ninguém, falando que o papai e a mamãe não ficam se tocando na frente dos outros. Conduza a criança ao quarto dela. Essa atitude simples vai dando a ela a noção de que é permitido sentir prazer com seu corpo, porém de forma privativa.

Quando os pais não conseguem ter um comportamento adequado em relação ao despertar da sexualidade de seus filhos pequenos, reprimindo ou aguçando seus impulsos, a criança tem suas fantasias sexuais e medos exacerbados. Nessa condição, a criança fica confusa diante do espaço que ocupa na relação com os pais, em relação ao que sente, pois não teve deles o limite protetor em relação aos seus impulsos. Isso pode gerar medo, culpa e posteriormente favorecer problemas em relação à sexualidade.

Não permitam que seus filhos pequenos fiquem acordados até tarde assistindo a programas inadequados para sua idade, sendo expostos a cenas de agressão e sexo. Eles ainda não têm recursos emocionais para entender e elaborar esses conteúdos.

Durante todo esse processo, estejam sempre prontos para responder as perguntas que seus filhos vão fazer em relação ao sexo, evitando demonstrar estranheza ou mesmo espanto. Evite antecipar informações, apenas responda as perguntas que vierem deles.

É também muito importante ressaltar a inadequação de muitas mães que estimulam atitudes excessivamente sensualizadas em suas filhas pequenas, como vesti-las com roupas inapropriadas para a idade, incentivando danças eróticas, o uso de maquiagem etc. Alguns pais, por sua vez, estimulam os meninos a ver revistas pornográficas, acreditando que a sexualidade precisa ser estimulada para que eles possam ser "machos". Em ambas as situações, a precocidade desprotege, favorecendo distúrbios sexuais posteriormente.

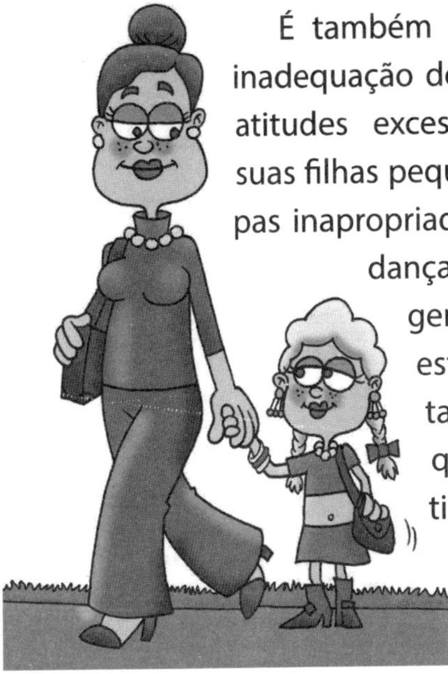

Dos seis aos nove anos, grande parte da energia sexual é sublimada, isto é, canalizada para fins não sexuais – **latência.**

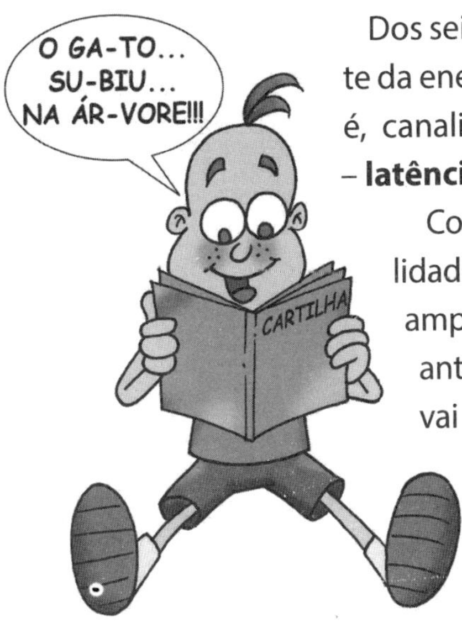

Com a alfabetização, as possibilidades produtivas das crianças se ampliam e o prazer que na fase anterior estava focado no corpo vai se deslocando para a produção intelectual. Ela passa a ter mais curiosidade e prazer em aprender, descobrir... Nessa fase, é natural que a manipulação genital diminua, dando lugar a novas fontes de prazer.

Dos nove aos doze anos, aproximadamente, a criança começa a se angustiar pelo crescimento e desenvolvimento sexual – **período pré-puberal.**

Quando os filhos entram na **puberdade** – doze, treze anos (maturidade fisiológica – início da menstruação e ejaculação) – e adolescência, os órgãos genitais voltam a ser alvo da concentração da libido – **fase genital.** O prazer que sentiam com seu corpo na infância ganha o aditivo dos hormônios. Nesse período, os desejos em relação ao sexo começam a se ampliar e os jovens iniciam suas primeiras experiências amorosas fora de casa. É muito importante que os pais orientem os filhos a **vincular experiências físicas com relacionamento afetivo**, não estimulando a promiscuidade e a banalização dessas experiências tão importantes para o desenvolvimento de uma sexualidade saudável.

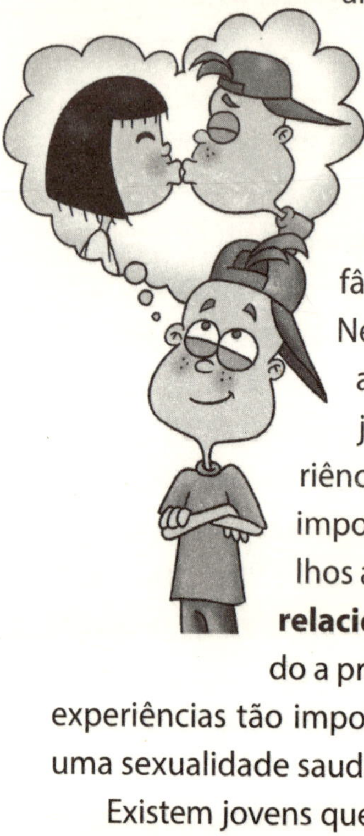

Existem jovens que "sexualizam" a falta afetiva, que deveria estar sendo suprida na relação com a família. Antecipam inadequadamente experiências sexuais, sem a maturidade emocional para vivê-las em sua plenitude.

Finalizando, é muito importante que os pais não **reprimam** a curiosidade, a masturbação, depois as primeiras experiências amorosas dos filhos (beijo, namoro), pois o **impulso sexual** precisa ser **educado** e **canalizado** de forma **saudável,** através de **limites coerentes.**

Muitos problemas em relação ao sexo (experiências sexuais prematuras, gravidez precoce, promiscuidade, doenças venéreas, frigidez, impotência, ejaculação precoce, perversões etc.) provêm da **incoerência**, **rigidez** e, principalmente, da **escassez** de **limites** na educação sexual dos filhos.

9

Considerações finais

Durante o desenvolvimento psicossocial, soma-se à bagagem inata do indivíduo (predisposições individuais) o que ele apreende e internaliza do meio externo.

O **predomínio de limites coerentes** na educação dos filhos favorece o caminho da **dependência absoluta** do bebê (onipotência) para a **independência relativa** da vida adulta (potência). No decorrer desse processo, os filhos internalizam regras e valores (autonomia) e, quando adultos, conseguem responsabilizar-se pela própria vida.

Os **limites coerentes** na educação dos filhos favorecem que eles tenham sua bagagem enriquecida "nas próprias mãos", rumo à maturidade emocional.

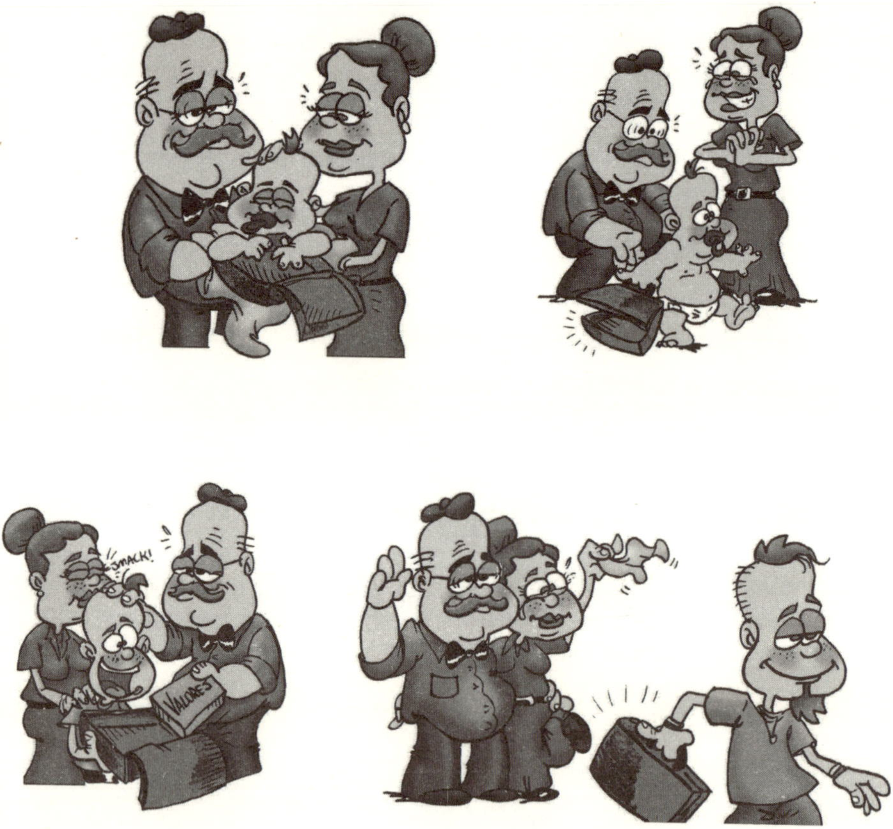

Os **limites incoerentes** na educação dos filhos favorecem um empobrecimento em sua bagagem, já que esta passa "de mão em mão", gerando dúvidas excessivas ao longo da vida.

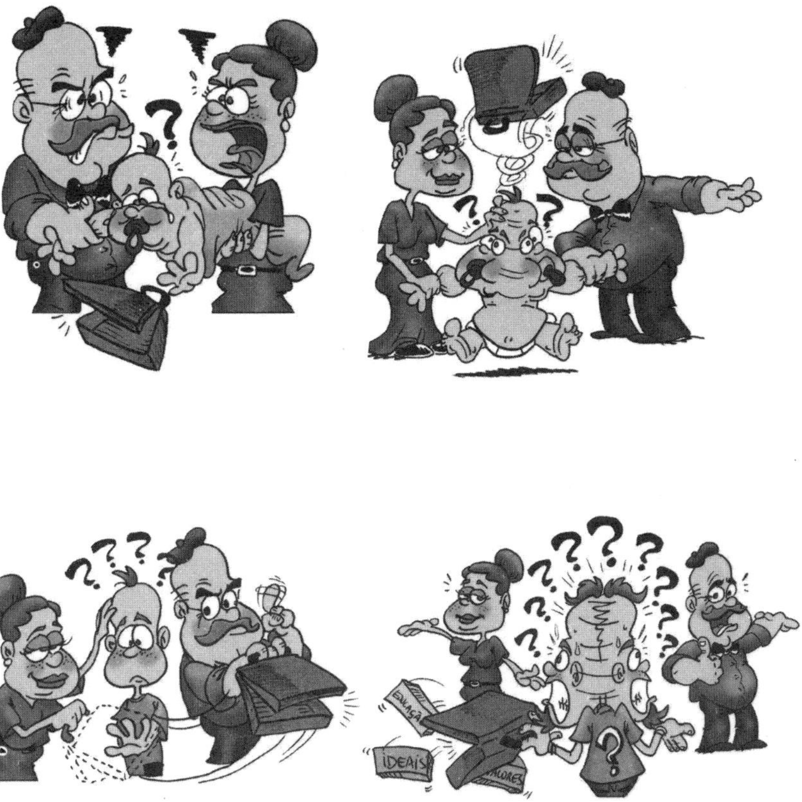

Os **limites rígidos** na educação dos filhos aprisionam sua bagagem "nas mãos dos pais", que desqualificam os recursos deles, bloqueando seu desenvolvimento psíquico e autonomia.

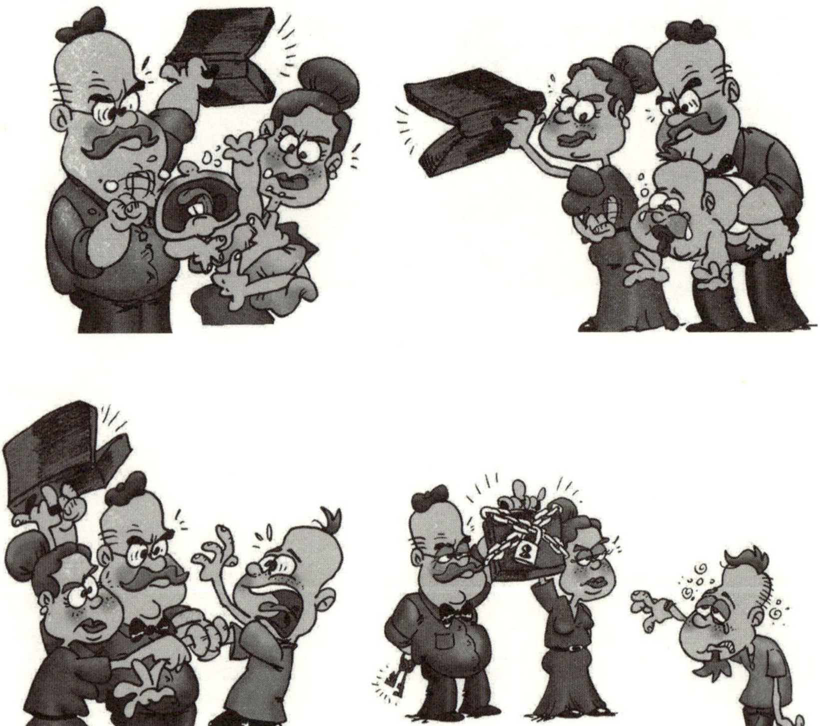

Os **limites escassos** na educação dos filhos favorecem que a bagagem fique nas "mãos deles mesmos", porém permanece empobrecida pela desqualificação do meio externo.

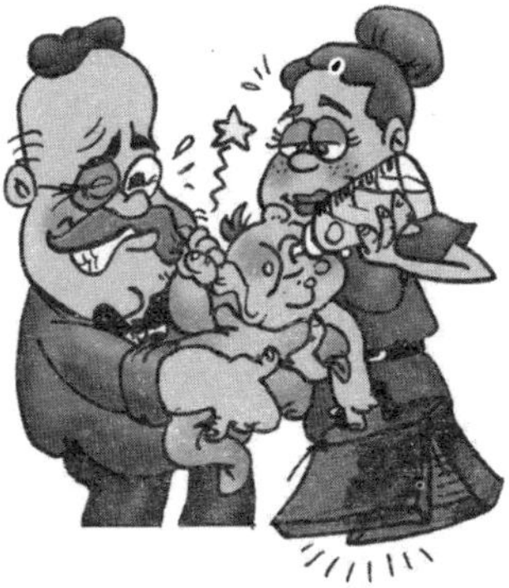

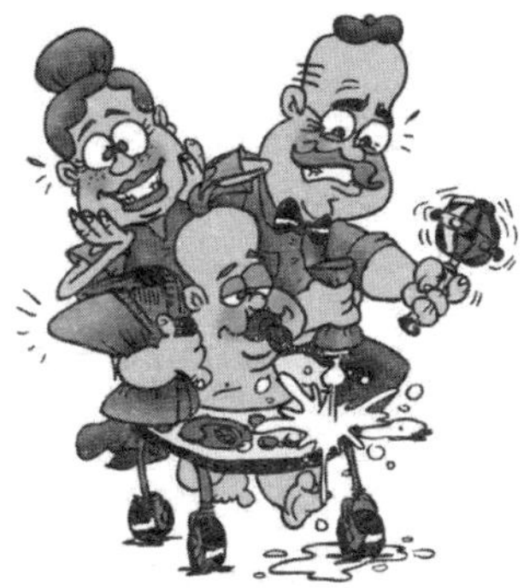

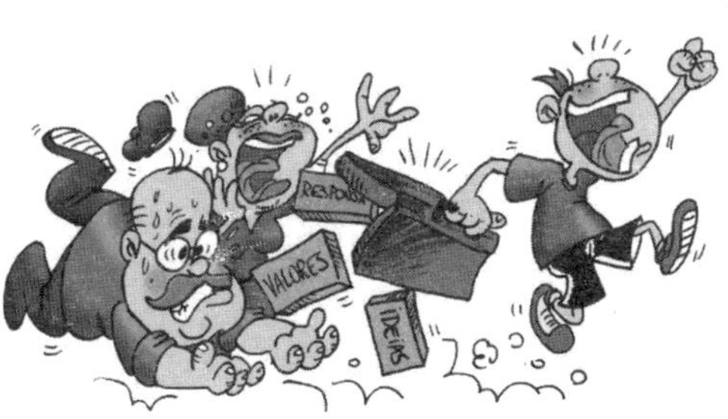

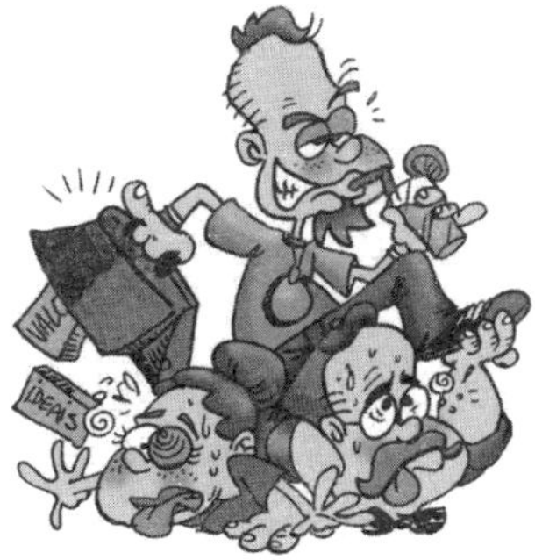

Os **limites externos coerentes**, estabelecidos inicialmente pela família e posteriormente por outros grupos sociais, são básicos para uma **educação integral**. Quando se aprende a lidar melhor com as **frustrações**, a aceitar as próprias limitações e as dos outros, é mais fácil se adaptar às inevitáveis mudanças internas e externas que ocorrem com o passar do tempo.

Finalizando, em uma relação norteada por **limites coerentes**, os pais são amorosos e coerentes, nutrem os filhos emocionalmente desde o nascimento até a vida adulta, geram neles um sentimento de segurança e confiança nos vínculos estabelecidos.

Esse processo favorece que os filhos desenvolvam a capacidade de cuidar de si, do outro e do planeta onde vivem.

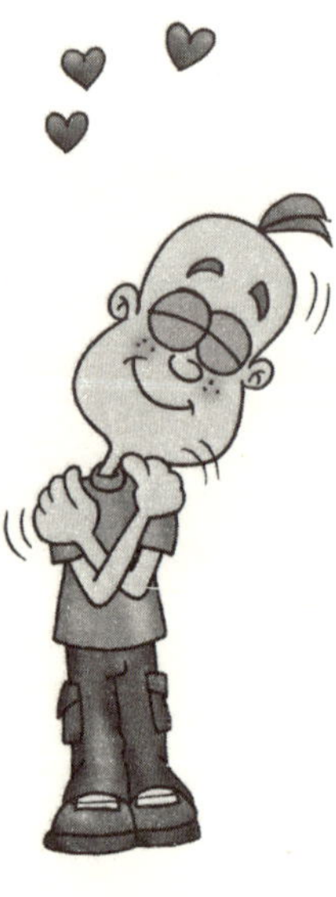

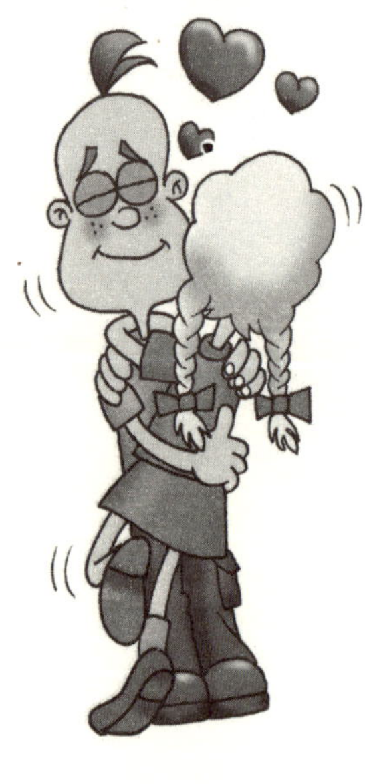

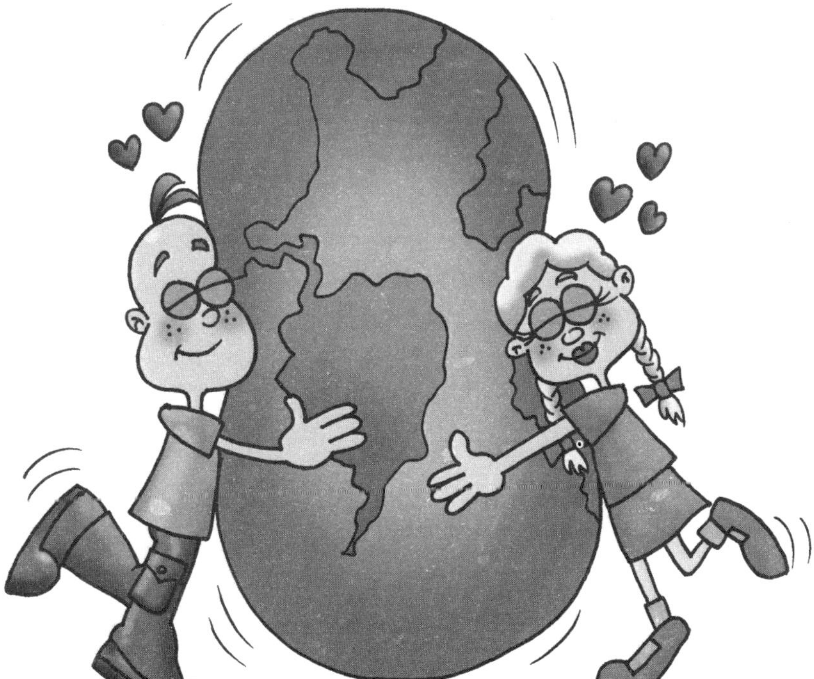

Segunda parte

1
Orientações aos pais

Pais, utilizem este livro para refletir sobre a maneira como vocês têm conduzido a educação dos seus filhos. Ele mostra a importância da educação norteada por **limites coerentes**.

Detectando a necessidade de alterações em sua prática educativa, seguem orientações, que devem ser adaptadas à faixa etária de seus filhos.

Itens a serem trabalhados:

1.1 - Relação afetiva
1.2 - Rotina
1.3 - Valores morais e ética
1.4 - Hierarquia
1.5 - Regras

1.1

Relação afetiva

Observe se, no dia a dia, você está suprindo as necessidades físicas e psíquicas de seus filhos de acordo com o seu desenvolvimento, evitando negligência ou exageros.

Do nascimento até a adolescência!

Não economize contato físico com seu bebê, pois seu calor, cheiro e voz o acalmam. Converse com ele, pois sua voz é reconhecida desde o útero.

Preste atenção nos sinais de incômodos em seu bebê (fome, dor, frio, calor etc.), diferenciando, acolhendo e suprindo suas necessidades.

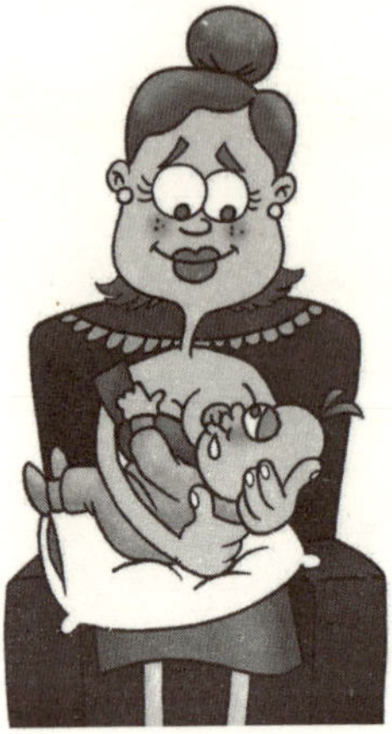

Durante a amamentação, crie um espaço qualificado, onde toda sua atenção deve estar voltada ao bebê, para que o **vínculo afetivo primário** se estabeleça de forma satisfatória. Amamente-o no colo, olhe em seus olhos, acaricie-o, evitando se distrair com outros estímulos (tevê, conversas com outras pessoas etc.), pois, junto com o alimento concreto, o **alimento afetivo** é fundamental para o seu desenvolvimento emocional.

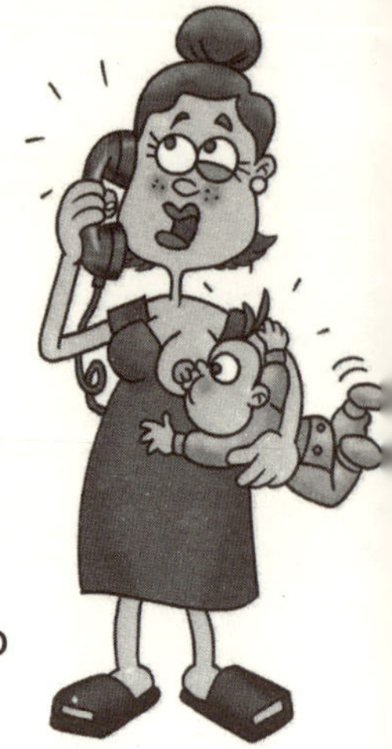

Fale baixo com o bebê, mantendo o ambiente externo em relativo silêncio. Evite expô-lo à tevê, *tablet*, músicas altas e ambientes muito barulhentos, pois ele está começando a conhecer o mundo e os estímulos devem ser apresentados a ele gradualmente. Bebês estimulados excessivamente, indo com os pais a festas, bares, prejudicando seus hábitos de rotina, podem posteriormente, pela superestimulação, apresentar alterações de comportamento (hiperatividade, ansiedade elevada etc.).

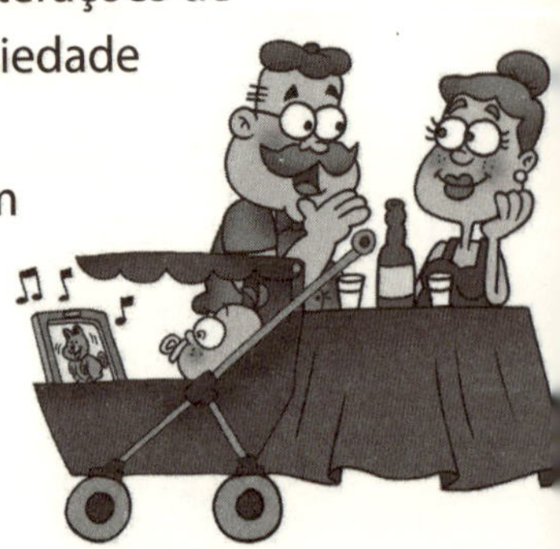

Atualmente, muitos pais distraem o bebê colocando *tablets* com desenhos, ou deixando-o diante da tevê. Essas atitudes são inadequadas, pois o bebê precisa de sua presença, de seu olhar e acolhimento para se desenvolver de forma saudável.

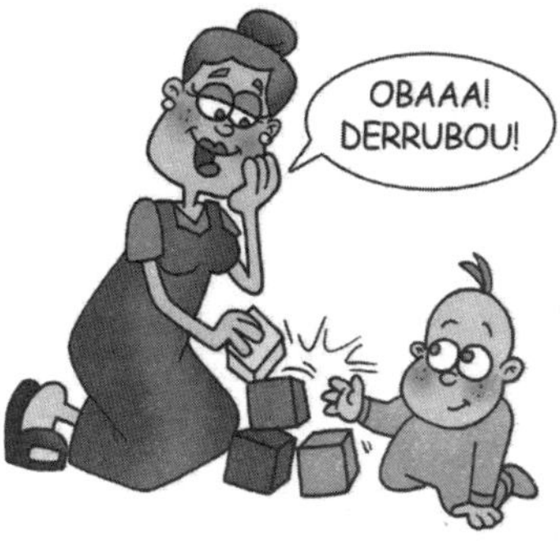

Os estímulos devem ser concretos para que o bebê possa pegar, sentir, colocar na boca, satisfazendo suas necessidades orais. Brinque com ele no chão, para que ele possa explorar o ambiente, desenvolvendo sua motricidade e inteligência.

Observe se no dia a dia existe um espaço para a troca afetiva com seus filhos. Muitas vezes negligenciamos a importância do contato físico. Se expresse fisicamente, abraçando, beijando e acariciando seus filhos, incentivando-os a fazer o mesmo.

Na fase da puberdade e adolescência, muitos filhos evitam o contato físico com os pais, por apresentarem fantasias e medos em relação à sua sexualidade. As expressões de afeto nesse período devem respeitar os limites estabelecidos por eles.

Não se esqueça da importância de um bate-papo com os filhos. Normalmente muitos pais conversam com os filhos apenas para pedir ou cobrar alguma coisa. Uma sugestão para ampliar esse espaço de troca é aproveitar o café da manhã, almoço e jantar, horários que geralmente a família se encontra, para conversas sobre o cotidiano. No café da manhã, falar como foi a noite de cada membro da família, se conciliaram o sono facilmente ou não, se recordam algum sonho etc.; no almoço, trocar informações sobre o que cada um realizou e sentiu durante a manhã e, no jantar, como passaram a tarde, o que fizeram e como se sentiram. Divida seu cotidiano com os filhos e mostre interesse pelo cotidiano deles, favorecendo, assim, um espaço para a construção de uma relação íntima.

Uma dica para construir uma relação de maior intimidade na família é se reunirem de uma a duas vezes na semana para uma conversa, em que os pais podem ler algum artigo sobre assuntos variados, falarem de algum problema de relacionamento etc.

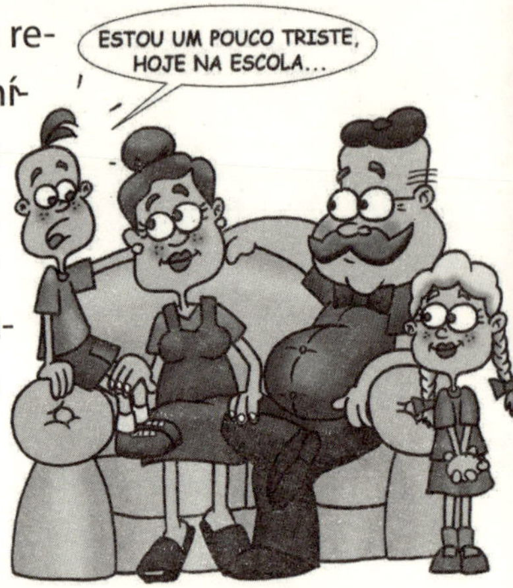

Expresse o que **pensa** e **sente** para seus filhos, estimulando-os a fazer o mesmo. Ajude-os a identificar e expressar de forma saudável o que **pensam** sobre os mais variados assuntos (família, sexualidade, escola, lazer, esporte, cultura, saúde etc.) bem como o que **sentem** (amor, ódio, ciúmes, inveja, ansiedade, tristeza, alegria, saudade etc.). Questione se existe adequação à realidade, coerência no conteúdo e na forma como se **expressam**.

Logo pela manhã, ao acordar, é importante que o encontro entre pais e filhos seja amoroso. Existem pessoas que já acordam de mau humor, evitando qualquer tipo de contato. Vamos exercitar formas saudáveis de iniciar o dia, um "bom-dia" é sempre bem-vindo.

Converse com os filhos sobre a importância de se manter um bom relacionamento dentro e fora de casa, de saber ouvir e falar na hora adequada, de perceber o que suas ações e reações causam no outro e vice-versa, valorizando trocas com respeito mútuo.

1.2

Rotina

Desde o nascimento, comece a organizar a rotina de seus filhos, sendo que, até o terceiro mês, com mais flexibilidade.

Supra as necessidades de alimentação, sono e higiene do bebê de uma forma quase que imediata para que ele não vivencie frustrações acentuadas neste início de vida.

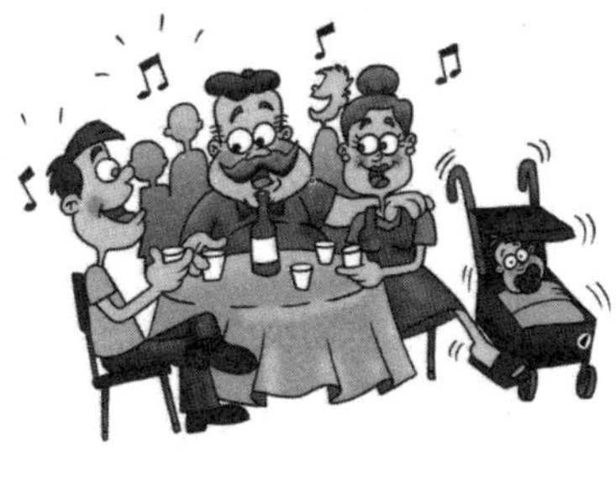

Até o terceiro mês é aconselhável que o bebê permaneça mais tempo em casa, saindo somente para consultas médicas e passeios matinais para tomar sol.

A partir daí, conforme a ampliação de seus recursos, ele pode gradativamente ser apresentado a novos ambientes, porém, sempre respeitando suas necessidades e não às necessidades dos pais. Nessa fase, os pais precisam adiar alguns programas noturnos, ou deixar o bebê em seu ambiente protegido aos cuidados de avós ou cuidadores.

Quando os pais se ausentam de casa, deixando os filhos pequenos sob a responsabilidade de outra pessoa, devem sempre se despedir. Alguns pais saem "escondidos" para evitar que os filhos chorem. Esse comportamento gera insegurança na criança, pois ela não sabe o que aconteceu aos pais, simplesmente eles "desapareceram".

Conforme vai se desenvolvendo, e com **capacidade de lidar melhor com as frustrações**, a criança já tem mais recursos para adiar a satisfação de seus desejos. Essa capacidade favorece um aumento das atividades rotineiras, em que a criança precisa **aprender a esperar**, pois cada atividade tem seu lugar e hora para ser realizada.

Hábitos de rotina a serem desenvolvidos:
Alimentação
Sono
Higiene
Organização dos pertences e tarefas domésticas

Alimentação

Ao alimentar seu bebê, tente se desprender de problemas externos, se acalmar, passando afeto e carinho, que ele traduzirá como aceitação.

A amamentação do recém-nascido deve ser estabelecida de acordo com sua demanda, porém com o intervalo mínimo de duas a três horas. Após o quarto mês, a maioria dos bebês já se alimenta a cada quatro horas, e, dos sete aos oito meses, muitos bebês já se alimentam com intervalos semelhantes aos dos adultos, quatro vezes ao dia.

Até o quinto mês, aproximadamente, o bebê ainda tem necessidade de ser amamentado durante a noite, porém, se ele estiver ganhando peso e não acordar à noite, não o acorde para ser amamentado.

Sempre que amamentar seu bebê, segure-o no colo e acaricie-o, para que ele sempre associe a **alimentação** a uma **experiência prazerosa**.

O bebê nasce com a necessidade fisiológica de sucção, reflexo necessário à sua sobrevivência. Muitos chupam o dedo no útero da mãe. Estes tendem a chupar o dedo desde cedo. O uso da chupeta nesses casos é indicado, pois é mais fácil a retirada da chupeta do que o hábito de chupar o dedo, que está sempre à disposição do bebê.

O bebê sente muito prazer no ato de sugar e, mesmo já alimentado, pode necessitar continuar sugando para se acalmar. Essa necessidade varia de bebê para bebê. Existem os que não aceitam a chupeta por se saciarem mais facilmente, já outros nascem mais vorazes, ficando difícil supri-los só com o peito ou mamadeira. Mamam ansiosamente, não se satisfazem, mesmo quando supridos fisicamente pela amamentação. Esses aceitam a chupeta com mais facilidade e ela passa a ser um recurso importante nesta primeira etapa de desenvolvimento. A chupeta acalma o bebê.

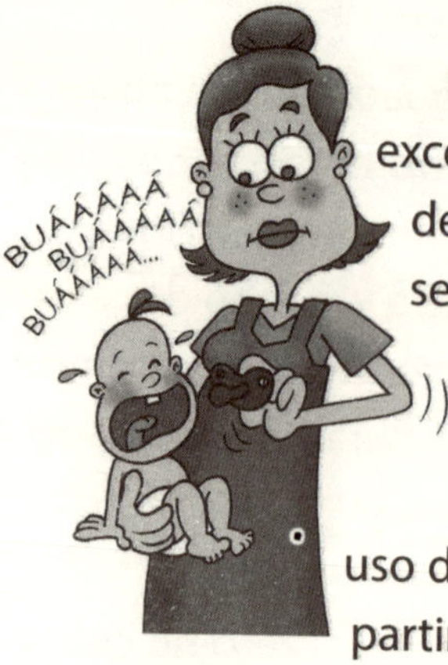

Alguns pais mais ansiosos fazem uso excessivo da chupeta a qualquer sinal de desconforto do bebê. Assim, ele acaba se acostumando a querer a chupeta em qualquer situação, o que dificulta a retirada na idade adequada.

Alguns especialistas rejeitam o uso da chupeta, já outros a aconselham a partir do momento em que a amamentação já estiver estabelecida, após a terceira semana de vida, e somente oferecendo-a para o bebê adormecer. Quando este conciliar o sono, é importante retirar a chupeta.

Crianças que mamam no peito devem ser desmamadas aproximadamente até o primeiro ano, para que o seio deixe de ser a maior fonte de prazer e alimentação. A mamadeira e a chupeta ainda podem ser utilizadas aproximadamente até os dois anos, com uma diminuição gradativa da frequência até a despedida definitiva dos "bicos", pois outros alimentos já se fazem importantes, precisando de maior investimento.

O uso exagerado da mamadeira após os dois anos e várias vezes ao dia dificulta a inserção de outros alimentos, que nesta fase são mais importantes que o leite. Mães mais ansiosas dizem que dão a mamadeira, pois o filho não come direito, que passa fome se não "complementarem" com a mamadeira. Isso é um equívoco, pois a criança pode apresentar resistência em aceitar novos alimentos pelo hábito e acomodação à mamadeira.

Atualmente, é comum crianças com mais de três anos ainda serem alimentadas pela mãe e utilizarem a mamadeira, o que as detêm em uma fase anterior ao seu desenvolvimento.

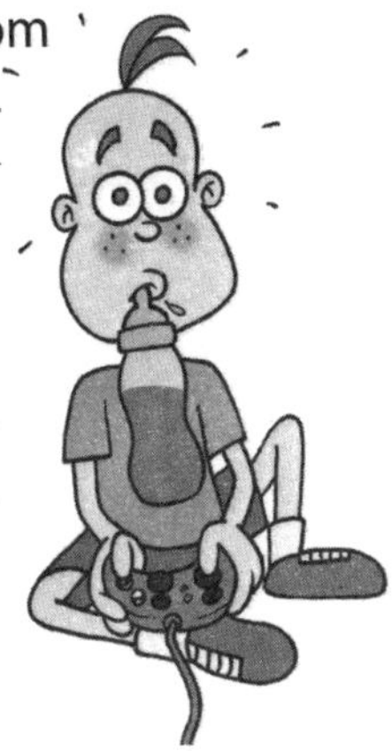

Muitas mães ficam ansiosas quando os filhos rejeitam a alimentação e permitem que eles comam só o que querem e quando querem. Tenha calma, o seu filho(a) não vai ficar doente se ficar sem comer por algumas horas. Guarde a comida, não ofereça outro alimento, e, quando a criança manifestar fome, apresente a comida novamente. Não a force a comer para que ela não associe o alimento a algo aversivo. Também é importante não fazer uso de chantagem para que a criança coma, para que não associe a alimentação à barganha. A criança deve aprender que a alimentação é importante para a sua saúde e desenvolvimento.

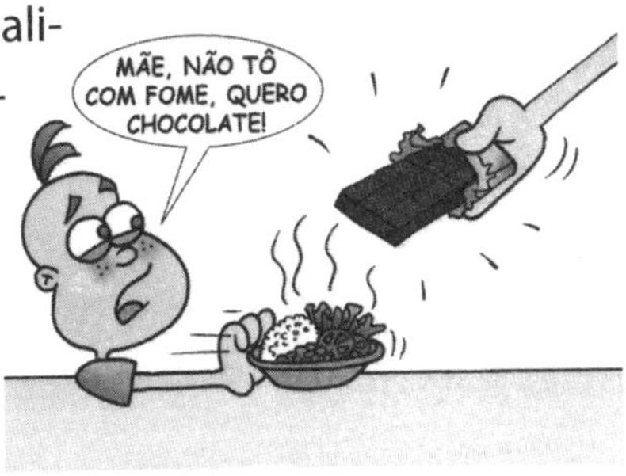

Desenvolva hábitos saudáveis de alimentação em seus filhos, conscientizando-os sobre a importância de ingerir alimentos variados, nutritivos, aprendendo o que faz bem ou mal à saúde. Após as refeições principais, ofereça preferencialmente frutas. Doces e guloseimas, eventualmente e sem exageros.

Como a criança pequena aprende mais por modelos do que por palavras, se os pais querem que elas se alimentem de forma saudável, com alimentos variados, estes devem fazer o mesmo, sempre juntos com a criança, à mesa e sem outros estímulos.

Os horários e locais adequados para a alimentação devem ser mantidos.

Evitem atropelos e discussões na hora das refeições para que a alimentação não seja associada a experiências negativas. A criança precisa se alimentar à mesa, de preferência junto com a família, devendo ser estimulada a fazê-lo sozinha a partir do momento em que sua coordenação motora permita o movimento de levar a colher à boca.

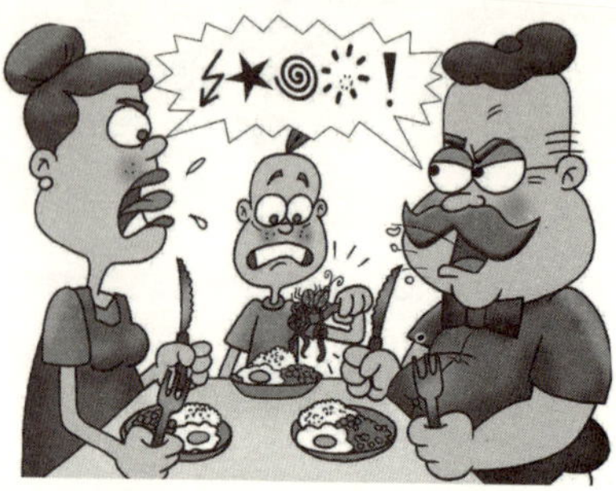

Evitem também a automatização da alimentação dos filhos. Quando não prestamos atenção ao que comemos, automatizamos esta ação, comendo mais rápido e muito mais do que precisamos. O ato de se alimentar precisa ser consciente. Quando o bebê é amamentado dormindo, não faz associação entre a falta e a satisfação. Crianças que são distraídas para que comam mais, que se alimentam diante da tevê ou *tablet* com desenhos animados, também podem automatizar o ato de se alimentar. Essa falta de consciência pode, no futuro, favorecer distúr-

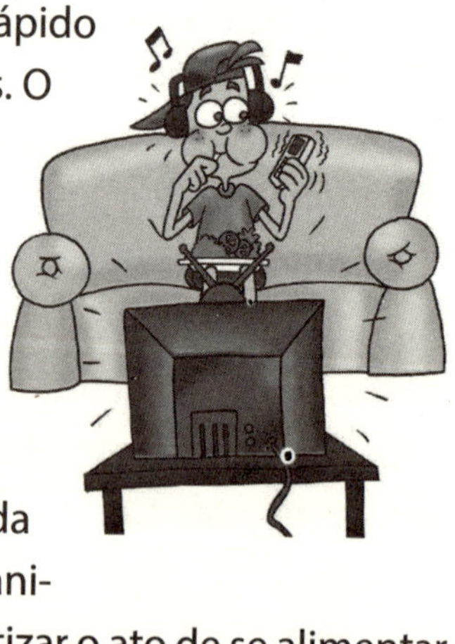

bios alimentares (inapetência, obesidade, o comer compulsivo). Assim, ensinem seus filhos, através de seu modelo, a fazer **uma coisa de cada vez**, minimizando estados de ansiedade.

Sono

O sono de boa qualidade é importante para todas as pessoas, pois, durante o sono, nosso corpo se restabelece dos desgastes das atividades diárias. É ainda durante o sono que arquivamos as informações recebidas durante o dia, estruturando nossa memória, ampliando assim a capacidade de aprender coisas no próximo dia.

A privação do sono ou mesmo o sono de má qualidade (horas não suficientes ou sono excessivamente interrompido) podem ter como consequência alterações na atenção, memória e concentração; hiperatividade; aumento da irritabilidade; alterações de humor e, ainda, em alguns casos, o desenvolvimento de distúrbios psíquicos.

Portanto, é muito importante o estabelecimento de hábitos saudáveis em relação ao sono desde os primeiros meses de vida.

Durante a gestação, o feto tinha o contorno do útero, que delimitava o seu espaço e continha seus movimentos. Assim, o bebê, até o primeiro mês de vida, se sente mais protegido e seguro quando envolvido no colo e/ou enrolado em uma manta para adormecer. O cheiro da mãe e/ou do seu leite também tranquiliza o bebê neste período.

É comum que o bebê, aproximadamente por volta do quinto mês, período em que percebe o afastamento gradual da mãe e a reconhece como alguém que existe em separado dele, comece a se apegar a algum objeto externo (paninho, bichinho de pelúcia, cobertor, travesseiro etc.) para se acalmar e se sentir mais protegido. Esse objeto foi denominado objeto transicional pelo pediatra e psicanalista inglês Winnicott. O bebê transfere para o objeto o poder de acalmá-lo na ausência da mãe e em situações de estresse.

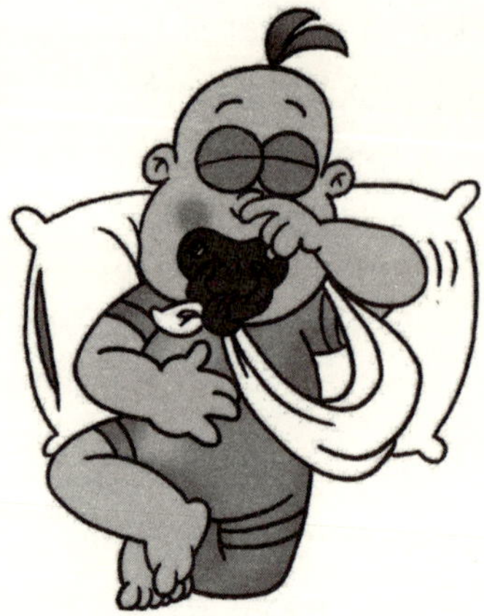

Lugar de dormir é no quarto!

O **local** adequado para a criança dormir é o seu quarto. Durante o dia o bebê deve adormecer no próprio quarto, sendo que à noite pode dormir no quarto dos pais aproximadamente até o terceiro mês, o que favorece o aleitamento noturno e sua adaptação ao novo mundo. A partir daí, ele já deve adormecer em seu quarto constantemente.

O bebê desenvolve hábitos pela repetição de comportamentos. Quando os pais fazem o bebê adormecer no colo, balançando, se movimentando de um lado para o outro, o bebê adquire esse hábito e sempre vai esperar esse ritual para adormecer.

Como já foi citado, o bebê precisa de muito contato físico; sendo assim, os pais não devem economizar "colo", mas, **após o terceiro mês**, é importante que os pais deixem o bebê adormecer no berço.

Durante o sono diurno ou noturno, se o bebê acordar chorando e não estiver com alguma doença, antes de retirá-lo do berço tente acalmá-lo com palavras e carinho para depois pegá-lo. Com essa conduta, você evita que seu bebê associe choro ao colo imediato. Quando o bebê já consegue sair do berço, deve passar a dormir na cama, inicialmente com grades laterais para sua proteção.

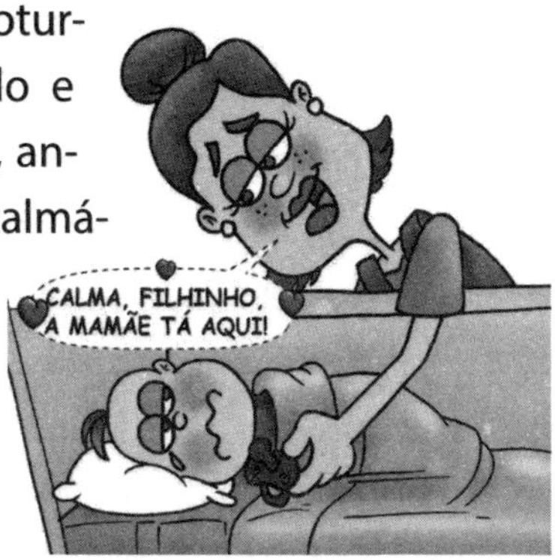

A criança não deve adormecer na sala de tevê ou na cama do casal. É muito comum os pais deixarem os filhos dormirem em sua cama para depois levá-los no colo, adormecidos, para o quarto dos filhos. A criança precisa adormecer em seu quarto, para que se conscientize de que este é o seu lugar de dormir.

Até o final da primeira infância (seis anos), os pais precisam estar mais disponíveis e receptivos às inseguranças e medos da criança ao adormecer.

Depois da higiene noturna, tranquilize a criança contando histórias, cantando cantigas de ninar, fazendo carinho e uma oração. Dê boa-noite e se retire, mesmo que ela ainda esteja acordada, pois, aos poucos, ela se habituará a dormir sozinha.

Quando a criança apresenta transtornos do sono (sono intranquilo, pesadelos, medos excessivos, terror noturno, sonambulismo, falar dormindo), é importante uma investigação sobre suas causas.

Algumas crianças têm mais dificuldade em conciliar o sono e dão muito trabalho aos pais, querendo dormir com eles e, por comodidade, muitos pais permitem, o que só acentua o problema. Filhos que adormecem no quarto dos pais têm seus medos e fantasias sexuais intensificadas; portanto, mesmo se estiverem doentes ou com medo, são os pais que precisam ir até o quarto deles, nunca o contrário.

Para ajudar a criança que tem medo de dormir sozinha, o casal deve se revezar na tarefa de acompanhá-la até seu quarto.

Inicialmente permaneça com ela até que adormeça, mas nunca se deitando em sua cama. Fique em uma poltrona, ou mesmo em um colchão ao lado e, para que a criança se tranquilize, diga que permanecerá com ela até que adormeça. Quando a criança conciliar o sono, volte para seu quarto. Se ela acordar no meio da noite com medo, chorando e for até o quarto do casal, mesmo que você esteja cansado(a), a reconduza até seu quarto. Converse com ela sobre o que está sentindo e pensando, ajudando-a a identificar os seus medos e a confrontá-los com a realidade externa. Se mantenha calmo(a), deixe o abajur aceso, as portas dos quartos abertas, o que pode ajudar a criança no enfrentamento de seus medos. Devagar, ela se acostumará a dormir em seu quarto. Se a criança for muito ansiosa e/ou apresentar medos excessivos, esse processo tende a ser mais demorado, podendo até ser necessário o uso de alguma medicação.

É comum, quando um dos cônjuges viaja, o que permanece em casa colocar o filho(a) no lugar "vazio" da cama do casal. Isso deve ser evitado. Cama de casal é para o casal, o próprio nome já diz. Os filhos precisam saber qual é o seu lugar de dormir, respeitando a privacidade e intimidade dos pais.

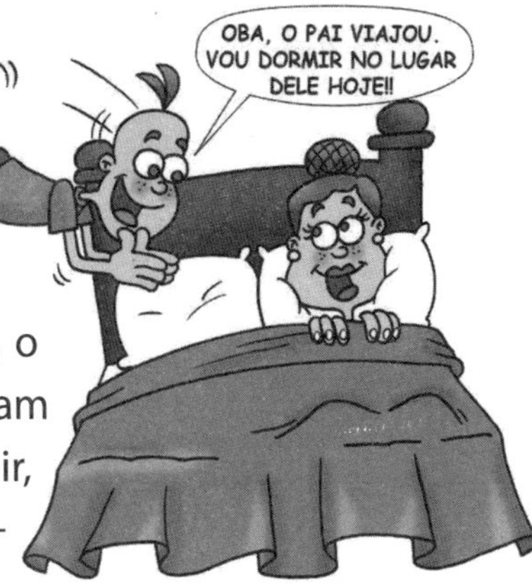
OBA, O PAI VIAJOU. VOU DORMIR NO LUGAR DELE HOJE!!

O **horário** para dormir deve ser estabelecido desde os primeiros meses de vida do bebê. Existem bebês que apresentam dificuldade de se adaptar aos horários de sono, trocando a noite pelo dia. É necessário que os pais insistam no estabelecimento do horário de sono, pois a noite foi feita para dormir.

> Horário para dormir é coisa séria!

O sono do bebê não deve ser interrompido pelas necessidades dos adultos. Muitas vezes pais que trabalham fora acabam chegando tarde e alteram a rotina da casa. Consequentemente, dificultam a rotina do bebê. Não interrompam o sono do bebê ao receber visitas. O ambiente externo precisa se adaptar a ele, e não o contrário.

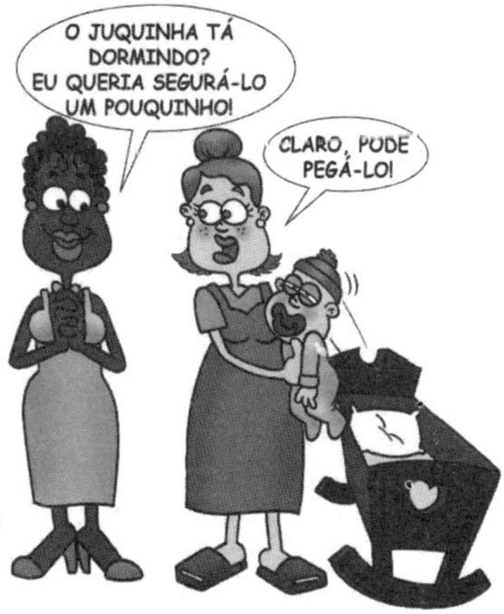
O JUQUINHA TÁ DORMINDO? EU QUERIA SEGURÁ-LO UM POUQUINHO!
CLARO, PODE PEGÁ-LO!

Durante a noite, os barulhos da casa devem ser diminuídos. Se o bebê acordar depois de alimentado e não estiver com a fralda molhada, ou com alguma doença, ele não deve ser estimulado. As luzes do quarto devem permanecer apagadas ou com um abajur. Evite brincar, para não excitar o bebê. A mãe deve acariciá-lo, sem tirá-lo do berço, falar baixinho, para que ele volte a adormecer, reassegurando-o com sua presença.

Durante o dia, o bebê deve adormecer com a luminosidade natural. A rotina diurna da casa deve permanecer a mesma, com seus ruídos característicos mesmo durante o sono diurno do bebê.

Horas de sono necessárias de acordo com a idade

Recém-nascido: 16 a 17 horas
3 meses: 15 horas
1 a 3 anos: 12 a 15 horas
3 a 7 anos: 10 a 11 horas
7 a 12 anos: 9 a 10 horas
Adolescentes: 8 a 9 horas
Adultos: 7 a 8 horas

Os pais precisam ficar atentos aos horários de sono de seus filhos. Quanto menor a criança, mais cedo deve adormecer, o que pode ir se alterando com o seu crescimento. Os horários para dormir devem ser mantidos em época de aula, se alterando apenas em eventualidades, fins de semana e férias.

É importante que, um pouco antes de dormir, a criança se aquiete, evitando estímulos que prejudiquem o sono (brincadeiras excessivas, tevê, músicas excitantes etc.).

Atualmente, é comum que muitas crianças e adolescentes fiquem acordados até tarde da noite utilizando o computador, em jogos e internet. Esse hábito altera o padrão de sono saudável necessário ao desenvolvimento físico e psíquico. A superestimulação e excitação noturna trazem prejuízos nas atividades diárias (cansaço, desatenção, irritabilidade, hiperatividade).

Desenvolvendo bons hábitos para adormecer

- Evite assistir tevê e utilizar computador pelo menos meia hora antes de adormecer.
- Nunca durma com a tevê ligada, pois os estímulos continuam a entrar em sua mente, porém de forma inconsciente, sem o filtro necessário sobre o que está sendo internalizado.
- Procure sempre deitar-se no mesmo horário.
- Evite dormir durante o dia, exceto a sesta após o almoço (máximo de uma hora).
- Tome um banho quente antes de se deitar.

Higiene

Os pais precisam ensinar os filhos a desenvolver hábitos de higiene, como: lavar as mãos antes das refeições, escovar os dentes depois, limpar-se, tomar banho etc.; inicialmente fazendo por eles, depois supervisionando-os, até que os hábitos de higiene se estabeleçam.

A criança já consegue:

- Escovar os dentes sozinha: 4 anos
- Limpar o bumbum sozinha: 5 anos
- Tomar banho sozinha: 6 anos

É importante o estabelecimento de horários regulares para o banho e higiene corporal.

Na hora do banho e troca de fraldas, converse com o bebê, olhando em seus olhos e explicando-lhe tudo o que está fazendo, realizando todos os movimentos de manipulação com calma e delicadeza. O recém-nascido, quando despido, se sente desprotegido, e é normal que chore até se acostumar com o banho.

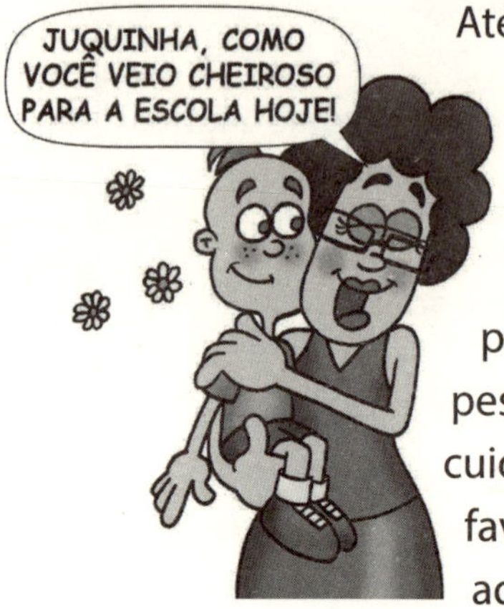
JUQUINHA, COMO VOCÊ VEIO CHEIROSO PARA A ESCOLA HOJE!

Até que os filhos consigam se higienizar sozinhos, os pais precisam fazer isso por eles, evitando terceirizar esses cuidados. Esses cuidados, somados ao modelo adequado dos pais em relação ao próprio cuidado pessoal, vai estimulando os filhos a cuidar da própria higiene e aparência, favorecendo, assim, uma autoimagem adequada.

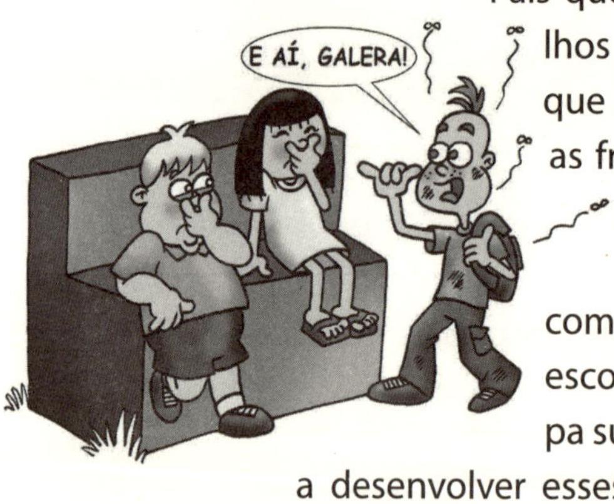
E AÍ, GALERA!

Pais que não higienizam seus filhos adequadamente (bebês que ficam muito tempo com as fraldas molhadas, crianças que ficam com os cabelos sujos, despenteadas, com as unhas compridas, sem escovar os dentes, com a roupa suja etc.) não os estimulam a desenvolver esses cuidados, favorecendo, assim, que eles se habituem à sujeira. Esse descuido dificulta a formação de bons hábitos de higiene, podendo prejudicar a saúde e o desenvolvimento da autoestima dos filhos. Posteriormente, pode afetar inclusive seu relacionamento social e afetivo.

Evite terceirizar

- Banho e higiene dos genitais de seus filhos, pois essas são situações de muita intimidade com o corpo;

- Alimentação, pois junto com ela se passa o afeto;

- Sono, pois se entregar ao sono é perder o controle, a criança se sente mais segura com os pais.

Quando tirar a fralda?

O controle esfincteriano depende da maturidade fisiológica, bem como de fatores psicológicos e treino adequado.

A criança, **após os dois anos, aproximadamente**, começa a dar sinais se já está pronta para o **treino do controle dos esfíncteres**. Sua fralda fica seca por mais de duas horas, começa a fazer cocô em horários regulares e avisar que o fez. Esses sinais indicam que o treino já pode ser iniciado.

O penico deve estar sempre no banheiro até que a criança possa utilizar o vaso sanitário, com horários regulares. A criança se adapta melhor ao penico do que ao adaptador do vaso sanitário.

Normalmente, a criança adquire o controle dos esfíncteres entre dois e três anos, primeiro o controle diurno, depois o noturno.

O controle esfincteriano se completa quando a criança não necessita mais de ajuda, supervisão ou mesmo lembrete dos pais para ir ao banheiro para urinar e/ou evacuar.

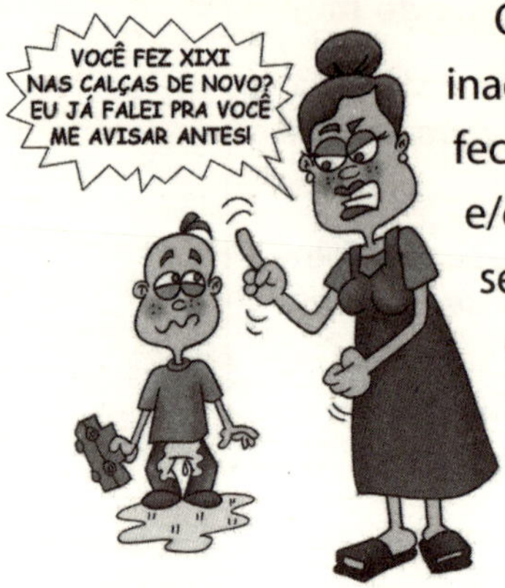
VOCÊ FEZ XIXI NAS CALÇAS DE NOVO? EU JÁ FALEI PRA VOCÊ ME AVISAR ANTES!

Quando o treino é realizado de forma inadequada (pais ansiosos, rígidos, perfeccionistas, com mania de limpeza etc.) e/ou prematura, a criança pode apresentar dificuldades no controle dos esfíncteres, favorecendo problemas relacionados a esses músculos (encoprese, enurese, constipação ou transtorno obsessivo).

Treino do controle do esfíncter anal

Ensinando a criança a fazer "cocô" no banheiro!

Os pais precisam trocar a fralda do bebê ou criança evitando fazer cara de nojo, falar que está muito fedido, pois a criança começa a relacionar o cocô com algo sujo, podendo, mais à frente, ter nojo de se limpar e reter suas fezes.

Quando a criança não tem um horário regular para evacuar, coloque-a no penico depois das principais refeições, quando o reflexo gastro-cólico entra em ação e propicia a vontade de evacuar. Quando a criança já tem um horário habitual para evacuar, aproveite para colocá-la no penico neste horário.

A criança deve permanecer no banheiro na tentativa de evacuar no máximo por quinze minutos. Nesse período, permaneça com ela conversando, contando histórias. Deixe brinquedos e massa de modelar à sua disposição para que ela entenda que esse é um momento agradável. Você pode estimulá-la a evacuar fazendo massagem em seu abdômen, pedindo que faça força e explicando a ela a importância de evacuar para o seu bem-estar. Se ela não conseguir evacuar nesse período, elogie-a assim mesmo por ter conseguido ficar sentada no penico por alguns minutos.

Se a criança apresentar dificuldades nesse treino, não se irrite com ela e nem desanime. Pode ser terapêutico propiciar atividades com barro, argila, pois são materiais que têm semelhança com as fezes. Essas atividades ajudam a criança a trabalhar sua dificuldade com a "sujeira" e, consequentemente, a evacuar com mais facilidade. Pais que são excessivamente rígidos em relação a limpeza (não deixam a criança andar descalça, brincar na areia, se alimentar sozinha etc.) favorecem dificuldades nesse treino.

Nesse período, o funcionamento do intestino da criança não depende somente do que ela come, depende também da troca afetiva que estabelece com os pais. O cocô tem valor de troca para a criança. Se ela está se relacionando de forma satisfatória com os pais, seu intestino funciona bem; se não, pode reter as fezes.

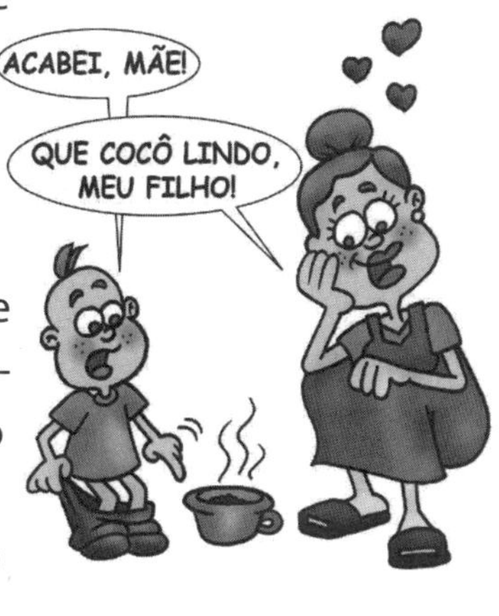

O cocô é o primeiro presente que a criança dá para os pais. Quando a criança evacuar, elogie-a e, ao dar descarga, dê tchau ao que ela produziu, pois para a criança o cocô é sua primeira obra; sendo assim, é muito importante para ela.

Depois que a criança conseguir evacuar várias vezes no penico e em horários regulares, leve-a sempre ao banheiro no mesmo horário que normalmente ela consegue evacuar, para que o hábito se estabeleça.

Treino do controle do esfíncter vesical

Tchau, fraldas!

O treino do esfíncter vesical deve ser iniciado no período diurno, quando a criança já permanece com a fralda seca por mais de duas horas. Quando isso acontecer, comece a deixá-la sem fralda durante o dia. Ela vai fazer xixi na calcinha ou cueca e, quando a urina escorrer em suas pernas, começa a ter consciência do ato de urinar. Não se irrite, limpe-a e troque sua roupa.

Aos poucos, comece a pedir para a criança avisar quando está com vontade de fazer xixi, levando-a ao banheiro. Se ela não pedir, a cada três horas, aproximadamente, leve-a ao banheiro, explicando a importância de fazer xixi várias vezes ao dia para ficar sempre sequinha.

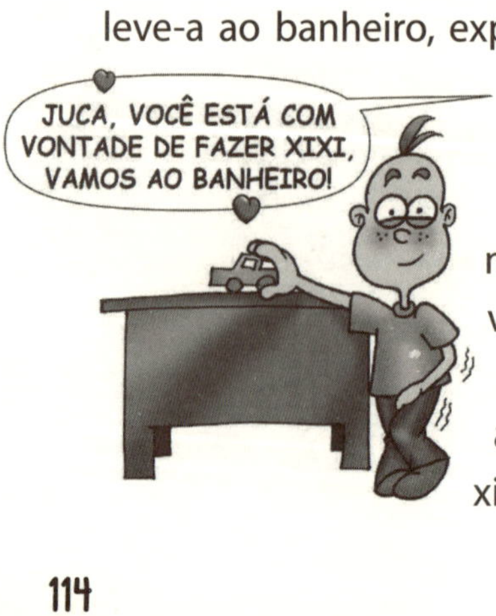
JUCA, VOCÊ ESTÁ COM VONTADE DE FAZER XIXI, VAMOS AO BANHEIRO!

Pais, fiquem atentos aos sinais, como apertar as pernas, levando a criança ao banheiro.

Se a criança segurar a urina, abra a torneira, faça barulho de xixi, pois isso vai estimulá-la a urinar. Quando ela não conseguir urinar, ignore o fracasso e elogie-a, dizendo que é assim mesmo e que devagar ela conseguirá.

Cada vez que a criança acordar seca, faça festa, dizendo como é bom acordar com a fralda seca. Quando a criança já estiver acordando com a fralda seca por vários dias seguidos, comece a tirar a fralda noturna. Diga o quanto é bom dormir sem fralda, acordar sequinha, reforçando sua capacidade de segurar o xixi durante a noite, elogiando-a.

No início do treino, se ela estiver acordando molhada, ignore e não diga nada. Comece a levá-la ao banheiro no meio da noite, estendendo aos poucos esse horário, até que ela consiga acordar seca.

Até dois anos e meio, aproximadamente, o controle do esfíncter vesical diurno já se estabeleceu. O controle do esfíncter vesical noturno é mais demorado, podendo se estender até os cinco anos. Se após essa idade a criança ainda não conseguiu o controle, ela pode estar com enurese noturna, necessitando, assim, de uma avaliação especializada para identificar as causas.

Organização dos pertences e tarefas domésticas

Pais, ensinem seus **filhos** desde cedo a organizar seus **pertences** (brinquedos, roupas, material escolar etc.), mostrando que estes são de **responsabilidade deles**.

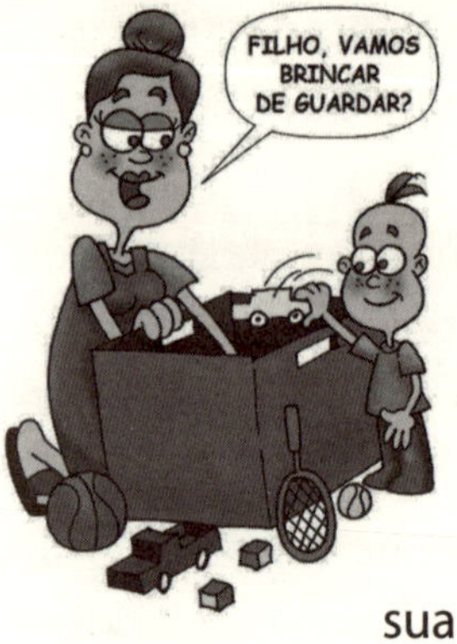

A partir dos dois anos, a criança já pode aprender a guardar seus brinquedos de acordo com suas possibilidades, inicialmente colocando-os em uma caixa, sem a necessidade de uma organização detalhada. Aos poucos, pelo seu desenvolvimento psicomotor, a criança vai ampliando sua capacidade de organização.

Quando ensinamos a criança a guardar os brinquedos depois de sua utilização, estamos ajudando-a a organizar sua mente. Adultos muito desorganizados não conseguem lidar com priorizações e organizar suas ideias, tornando-se menos produtivos. Quando estamos em um processo criativo, estudando, realizando algum trabalho mental, precisamos organizar nossas ideias para conseguir realizá-lo. O ato mecânico de espalhar e depois guardar brinquedos é muito importante para que, depois, a criança consiga organizar seus pensamentos.

Conforme seus filhos vão crescendo, ensine-os a organizar suas roupas, sapatos, material escolar etc.

Ensinem os filhos desde cedo a diferenciar o espaço **privado** do **coletivo**, e que comportamentos eles podem ter de acordo com o espaço ocupado, mostrando-lhes a importância do respeito mútuo para que os relacionamentos sejam saudáveis.

Estabeleça que o espaço e os pertences do outro só podem ser utilizados com a permissão da pessoa e, se essa regra não for cumprida, estabeleça consequências coerentes. A criança precisa aprender a respeitar o espaço de uso comum dentro do ambiente doméstico, onde a desorganização deve ser menos tolerada.

Todos nós nos desorganizamos frequentemente, faz parte das mudanças naturais dos ciclos de vida e estímulos externos. A desorganização no espaço privado é mais tolerada do que no espaço coletivo. Dentro de seu quarto, os filhos podem se despir, ter suas "pequenas bagunças", o que não pode ser permitido no espaço coletivo.

A adolescência é o período de maior desorganização emocional, pois o jovem está em trânsito, com conflitos entre ser criança e ser adulto, não consegue definir qual é o seu espaço. Nessa fase, a desorganização deve ser mais tolerada; porém, quando esta é muito grande, o jovem precisa ser ajudado, pois desorganização excessiva pode significar um desajuste emocional mais sério.

Os filhos podem também colaborar com as tarefas domésticas, regando o jardim, alimentando os animais, arrumando a cozinha, atividades que favorecem que se sintam pertinentes ao grupo familiar. Porém, é importante lembrar que a responsabilidade das tarefas domésticas é de vocês, pais. A criança deve se responsabilizar pelos seus pertences, podendo colaborar

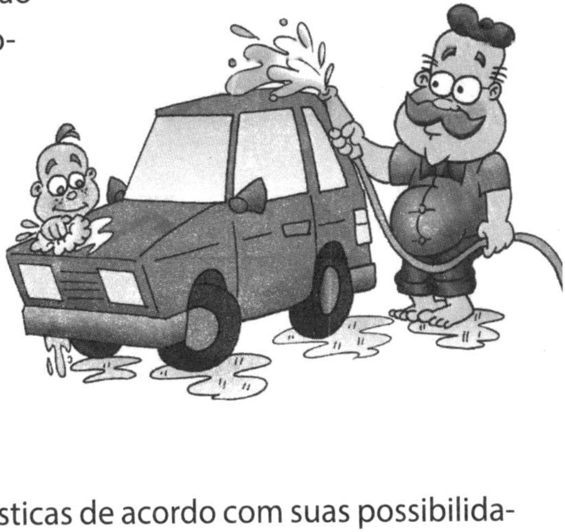

nas atividades domésticas de acordo com suas possibilidades e disponibilidade de tempo. O trabalho doméstico não deve ocupar o espaço do brincar e estudar.

Dicas importantes

- Estimule a criança a brincar de cozinhar, limpar a casa, cuidar das bonecas, lavar os carrinhos etc. (imitação do trabalho doméstico dos pais). Essas brincadeiras favorecem a conscientização da importância das tarefas domésticas.

- Solicite uma tarefa de cada vez para não confundir a criança.

- Observe se a criança tem capacidade e habilidade antes de solicitar uma tarefa.

- Tenha paciência, respeite o ritmo da criança na execução de uma tarefa.

- A criança estimulada a cooperar com as tarefas domésticas fica menos egoísta, sentindo-se mais capaz.

- A responsabilidade na execução das tarefas domésticas da casa é dos adultos. A criança deve ser responsável pelos seus pertences, podendo ser solicitada a ajudar em pequenas tarefas gerais, mas não se responsabilizar por elas.

- Potencialize a criança diante do que ela já pode realizar sozinha, isso gera um sentimento de autoconfiança e segurança.

- Sempre elogie a criança após a realização de uma tarefa, para que ela se sinta estimulada a continuar a exercê-la, associando-a a prazer.

- Nunca critique ou castigue a criança por não conseguir realizar uma tarefa. Valorize seus esforços e pequenas conquistas.

- Cuide da segurança da criança, mostrando os perigos reais dentro de casa: fogão, produtos de limpeza, vidros, eletricidade etc.

- Pais, vocês são modelos para seus filhos, não reclamem de seus afazeres, a criança pode associar trabalho a insatisfação.

1.3 Valores morais e ética

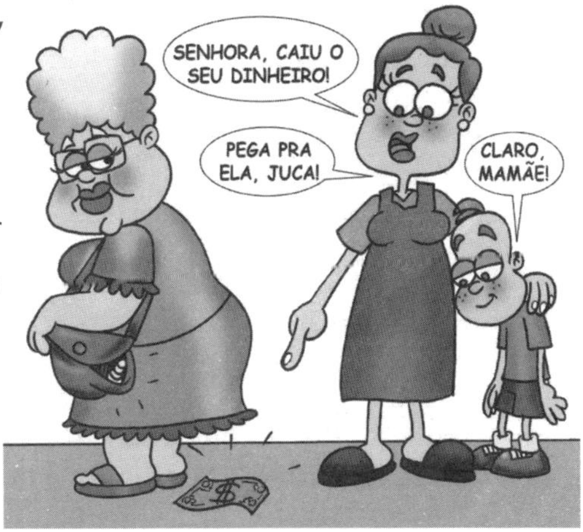
SENHORA, CAIU O SEU DINHEIRO!
PEGA PRA ELA, JUCA!
CLARO, MAMÃE!

Através de histórias, filmes, conversas e de seus exemplos, ajudem seus filhos a refletir sobre os valores morais (bem-mal, verdade-mentira, certo-errado, honestidade-desonestidade, egoísmo-solidariedade etc.).

Até os três anos, a criança ainda é muito **egocentrada**, fase em que é sofrido para ela dividir o que é seu, não devendo ser avaliada pelo adulto como "má" por se recusar a emprestar um brinquedo ao

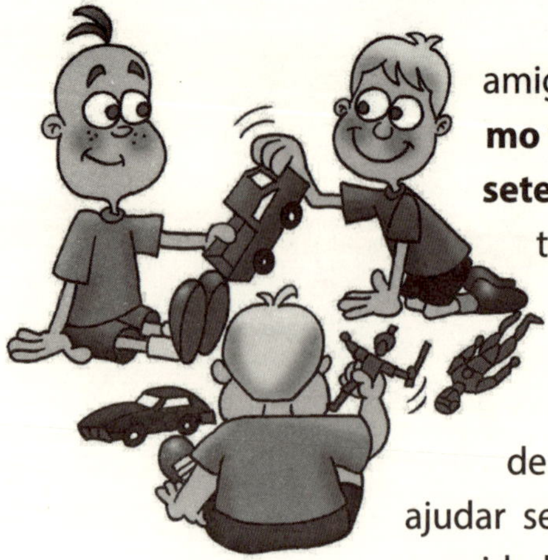

amiguinho(a). Esse **egocentrismo vai diminuindo** até os **seis, sete anos**, período em que já tem recursos para ser mais solidária. Os brinquedos são objetos pelos quais a criança desenvolve a noção de propriedade, são dela. Para ajudar seu filho(a) a desenvolver a capacidade de compartilhar, favoreça encontros com amiguinhos(as) de sua idade em que cada um leve seu brinquedo, o que pode estimular o desejo da troca.

Brincar só com adultos não favorece a experiência da frustração, competição e negociações. Estimule seus filhos a brincar com outras crianças, em que a diversão é enriquecida pela atividade em grupo. A brincadeira em grupo propicia lidar com as diferenças, desenvolver a socialização e respeitar regras. Essas experiências propiciam a introjeção de valores fundamentais para a vida em sociedade.

Com atitudes simples em seu dia a dia, favoreça que a criança vivencie divisão, dando uma mordida a ela de seu doce, pedindo o mesmo; peça que ela tenha atitudes solidárias com você, ajudando a carregar algo leve quando fizer compras; leve-a com você em atividades assistenciais (doar alimentos, roupas

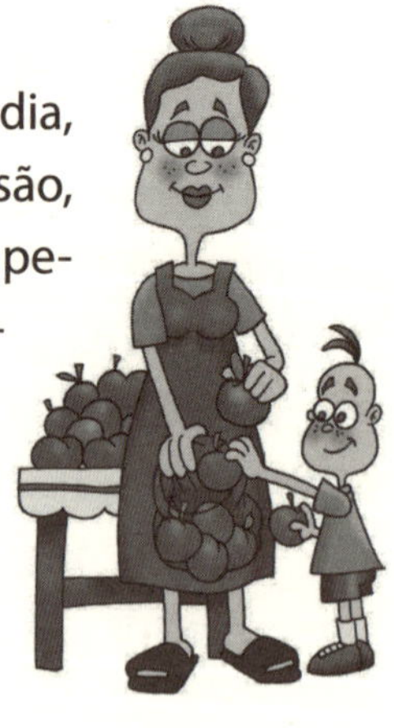

e brinquedos a pessoas carentes, visitar um orfanato, um asilo etc.).

Pais, separem junto com seus filhos objetos em desuso (roupas, calçados, brinquedos etc.) e doem. Essa atitude os ajuda a entender a importância de não acumular, pois o excesso de uns significa o pouco de outros.

Pais são modelos

- Sejam coerentes em relação ao que pensam, sentem e fazem.
- Sejam educados no trânsito.
- Sejam pacientes em filas.
- Respeitem as diferenças.
- Sejam gentis.
- Demonstrem gratidão.
- Exerçam a compaixão.

Avaliem com seus filhos os valores morais vigentes na sociedade em que vivem, ajudando-os a questionar a validade destes em suas vidas e a entender que sempre existem consequências positivas ou negativas dos comportamentos que resolverem adotar. Esse questionamento desenvolve a capacidade crítica adequada ao comportamento autônomo.

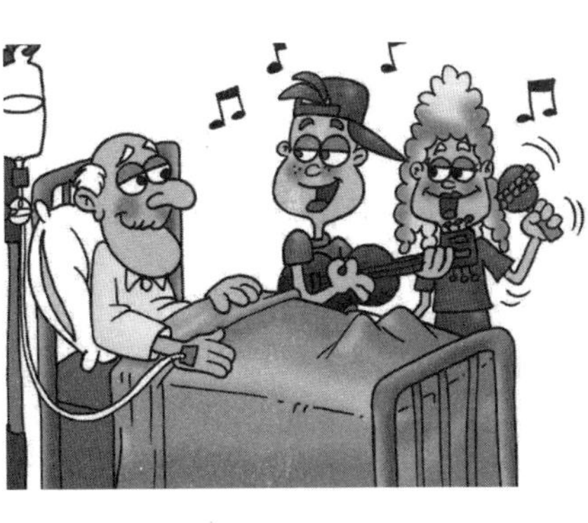

Os filhos precisam ser estimulados a participar de atividades voluntárias, a praticar a caridade desde cedo, o que os ajudará a desenvolver o sentimento de solidariedade e compaixão, sentindo-se, assim, pertinentes à sociedade em que vivem.

1.4 Hierarquia

Expliquem para seus filhos o que é hierarquia e sua importância para a organização social, ajudando-os a entender e respeitar a hierarquia existente nos mais variados contextos, como: familiar (pais, filhos, avós, tios etc.), escolar (diretor, coordenador, professor, auxiliar, alunos etc.), político (presidente, governador, prefeito etc.), social, religioso, profissional etc. Isso os ajudará a perceber sua posição hierárquica, seus papéis, direitos e deveres, e como eles se alteram de acordo com o desenvolvimento psicossocial.

Aceitar e respeitar a hierarquia que se estabelece dentro da família é a base para que os filhos aceitem e respeitem a hierarquia nos grupos dos quais farão parte no decorrer da vida.

É na família que os filhos começam a aprender qual é o seu "lugar", quais são seus **direitos** e **deveres**, aprendendo a respeitar a **autoridade** dos pais.

Ensinem seus filhos que na casa existem espaços privativos e coletivos, orientando-os em relação ao que podem fazer em cada um deles. Qual é o lugar de cada um dormir, de comer, bem como o direito à privacidade que cada um pode ter em seu espaço pessoal.

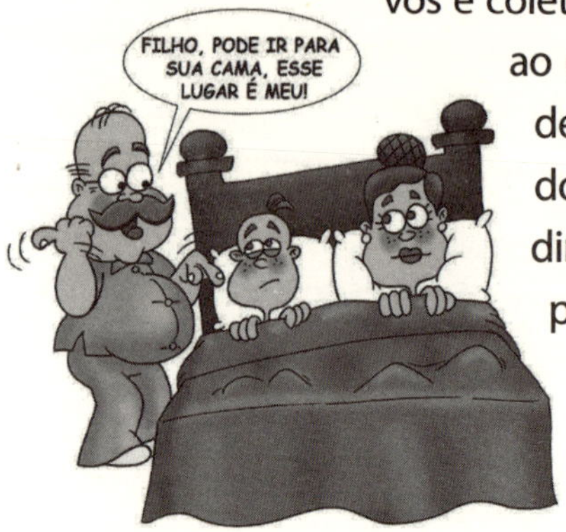
FILHO, PODE IR PARA SUA CAMA, ESSE LUGAR É MEU!

A permissividade de alguns pais em relação às regras gera uma confusão nos filhos entre o que é pessoal e coletivo. Essa confusão tem favorecido que muitos jovens e adultos, na atualidade, se relacionem nas redes sociais como se estivessem na intimidade de seus quartos, expondo-se de forma inadequada e se desprotegendo.

Os pais têm **deveres** em relação ao sustento do lar e suprimento das necessidades físicas e psíquicas dos filhos, enquanto estes forem dependentes deles emocional e financeiramente. Esses deveres conferem aos pais o **direito** de estabelecer as **regras** e **prioridades** no convívio familiar.

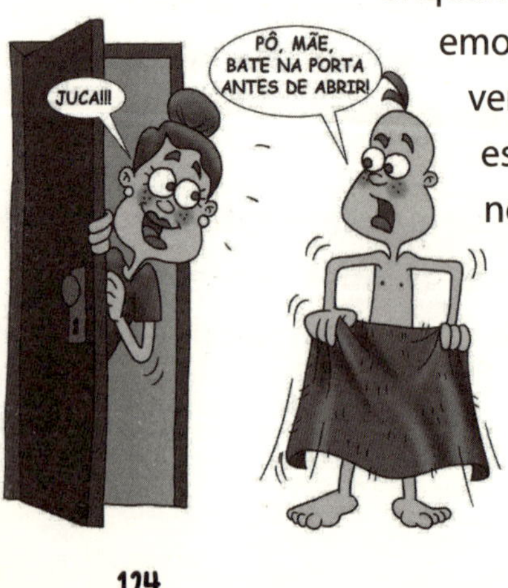
JUCA!!!
PÔ, MÃE, BATE NA PORTA ANTES DE ABRIR!

Há pais que abusam de sua autoridade invadindo a privacidade dos filhos maiores. Abrem a porta do quarto e do banheiro sem bater, não permitem que eles tenham a chave do próprio quarto, olham seus e-mails e mensagens do celular, desrespeitando, assim, seus espaços pessoais e privativos. Apenas quando os filhos apresentarem alterações acentuadas em seu comportamento como: agressividade excessiva, queda brusca no aproveitamento escolar, indícios de uso de drogas etc., os pais podem e devem ter essas atitudes invasivas, como forma de protegê-los de possíveis riscos.

1.5

Regras

Desde muito cedo a criança já precisa vivenciar as consequências em relação aos seus comportamentos, tanto positivos quanto negativos. Diante de comportamentos positivos, sempre reforce seus filhos com elogios e carinho. Diante de comportamentos negativos, sempre estabeleça uma consequência compatível.

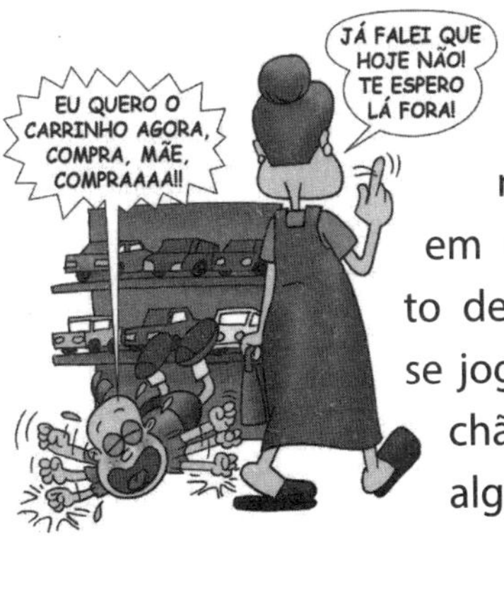
EU QUERO O CARRINHO AGORA, COMPRA, MÃE, COMPRAAAA!!
JÁ FALEI QUE HOJE NÃO! TE ESPERO LÁ FORA!

A criança com um ou dois anos ainda não tem recursos para entender regras. Uma dica nessa fase é desenhar as regras em um cartaz, fixando-o no quarto dela (não bater, não morder, não se jogar no chão, não jogar coisas no chão...). Quando ela estiver fazendo algo inadequado, leve-a até o cartaz e aponte o desenho, dizendo "não" em tom firme. Abaixe-se e, olhando-a nos olhos, segure-a pelos braços com firmeza sem machucar. Diga em voz firme e baixa: "amo você, mas não gosto deste comportamento". Se a criança fizer birra, retire sua atenção, ignorando-a até que a birra cesse. No caso de ela tentar agredi-lo(a) (bater, morder, chutar), use de contenção física até que ela se acalme. Nunca retribua com agressão física ou verbal, pois você não pode fazer o que está tentando ensinar que não deve ser feito.

A **partir dos dois anos** a criança já tem **recursos para entender as regras**. Estabeleça as regras de forma amorosa, firme e coerente. A cada comportamento inadequado, fale: "Não faça isso", explicando com poucas palavras o porquê (isso não pode porque machuca, aquilo porque faz mal etc.). Não fale muito, apenas uma vez e já cumpra a consequência diante do comportamento inadequado. Por exemplo, a consequência pode ser fazer a criança secar com um papel o suco que ela derrubou na mesa em um ataque de raiva, ou devolver um brinquedo que pegou de um colega etc.

Se a criança insistir no comportamento inadequado, um recurso é colocá-la em um "cantinho para pensar". Separe na casa um local claro, ventilado, sem estímulos, coloque uma almofada ou cadeira e estipule que este é o lugar que ela ficará por uns minutos para pensar em suas atitudes inadequadas. O tempo da permanência neste espaço é de um minuto por idade. O objetivo dessa técnica é retirar a criança da situação inadequada que estava vivendo, fazendo-a entender que suas atitudes foram inadequadas.

> Mil palavras não têm a eficácia de uma ação.

Pais, estabeleçam regras claras e coerentes nas mais variadas situações. Sempre cumpram as regras estabelecidas, frustrando adequadamente os filhos, sem negligência ou exageros, mantendo a autoridade necessária à sua educação. Nunca se esqueçam de que uma relação de confiança e respeito se desenvolve pela constância e coerência em relação a suas atitudes.

Quando vocês, pais, se ausentarem por motivo de trabalho, viagens, lazer etc., deixem a cargo de uma pessoa de sua confiança a tarefa de fazer seus filhos cumprirem as regras do dia a dia. No retorno à casa, verifiquem se as regras foram cumpridas ou não, estabelecendo consequências positivas ou negativas diante do comportamento dos filhos em sua ausência.

Orientem seus filhos em relação às regras existentes na sociedade, bem como as consequências com as quais terão que arcar se não as cumprirem. Se no convívio familiar eles tiverem a certeza de que sempre irão arcar com consequências em relação aos seus atos, ficará mais fácil aceitarem as regras externas.

As consequências pelo não cumprimento de regras preestabelecidas devem ser coerentes com a ação, adequadas à idade de seus filhos, não sendo drásticas e nem longas demais, o que dificulta a percepção de causa e efeito. Por exemplo: não fez a tarefa, não vai ver seu desenho preferido por um dia, não a semana toda; não cuidou de seus pertences, não sairá no fim de semana, não o mês todo. Nunca coloque como consequência de um comportamento inadequado o não recebimento de presentes em datas comemorativas, como: aniversário, Páscoa, dia das crianças e Natal.

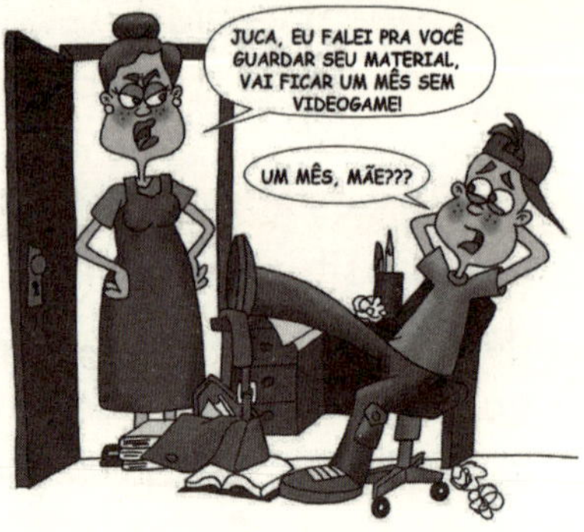
JUCA, EU FALEI PRA VOCÊ GUARDAR SEU MATERIAL, VAI FICAR UM MÊS SEM VIDEOGAME!
UM MÊS, MÃE???

Para ajudar seu filho a se organizar, faça um quadro de atividades diárias (dever de casa, tarefas escola- res, atividades extracurriculares, sociais, lazer etc.).

À medida que os filhos se desenvolvem, a liberdade de horários em relação às atividades sociais vai se ampliando, com horários estabelecidos de acordo com a faixa etária. Durante a semana, as atividades sociais devem ser limitadas em função dos deveres escolares e extracurriculares, podendo ser mais liberadas nos fins de semana e férias.

Pais, existe uma regra básica que já foi explanada acima na parte teórica que vale a pena reforçar: **lazer sempre depois do dever**. É muito importante ressaltar que, quando a relação é estabelecida de forma saudável, a criança consegue ter **prazer no dever e no lazer**. Existem pessoas que, por inadequações durante o seu processo educativo, fazem tudo de forma mecânica, não conseguindo sentir prazer nem no lazer.

A criança também precisa desenvolver o prazer em aprender. Estudar deve ser sempre uma atividade instigante, que aguce sua curiosidade e criatividade, mesmo sendo uma obrigação para ela.

Diferencie com seus filhos **obrigação** de **colaboração**.

Estudar e cuidar de pertences pessoais (guardar brinquedos, calçados que usou, roupas sujas no cesto de roupa, arrumar o material escolar, fazer tarefa etc.) são **obrigações dos filhos**. Se eles não cumprirem as regras estabelecidas, não terão o lazer. O funcionamento da casa como um todo é **obrigação dos adultos**, sendo que os filhos podem ser solicitados para **colaborar** de acordo com sua idade e disponibilidade.

Solicite que seus filhos **colaborem** com alguns dos afazeres da casa, o que pode ser atrelado ao recebimento de **mesada**. Já as obrigações com seus pertences e estudo não devem ser atreladas à mesada.

Mesada $$$$$$

Até os cinco anos, a criança não tem recursos para lidar com a mesada. Associe a colaboração com os afazeres domésticos à brincadeira (brincar de varrer a casa, ajudar a lavar o carro, regar as plantas etc.), não os associando a ganho financeiro, mas ao prazer em participar do funcionamento da casa.

Eventualmente, pode-se dar uma pequena quantia de dinheiro à criança para que ela se familiarize com o seu uso. Dê um valor para que ela possa pagar o sorvete, guardar no cofrinho, na carteirinha, aprendendo, assim, que existe uma relação de troca entre o dinheiro e aquilo que ela deseja.

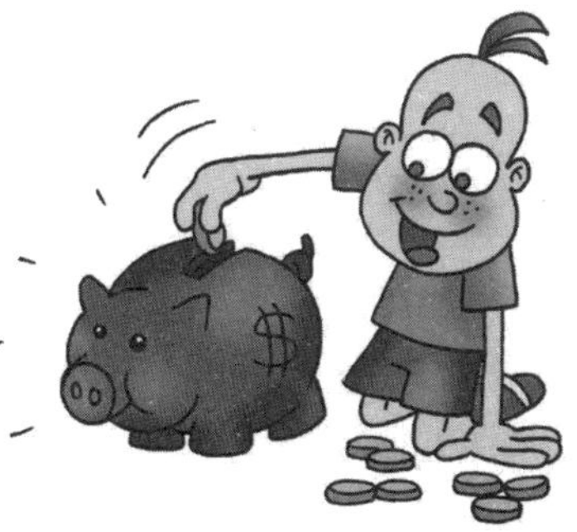

A mesada é um instrumento para a educação financeira. A criança deve aprender o valor do dinheiro e como utilizá-lo de forma adequada. A mesada ajuda a criança a se organizar em relação ao dinheiro, a lidar com priorizações e desenvolver a capacidade de adiar a satisfação de seus desejos e a poupar.

É aconselhável orientar seus filhos a não gastar toda a mesada, a poupar 20% do que ganham em seu cofrinho e depois em conta poupança. Dessa forma, os filhos aprenderão a se organizar em relação ao dinheiro, o que vai dar-lhes recursos para que, no futuro, tenham uma vida financeira saudável.

A partir dos seis anos, a criança já pode receber a mesada, mas semanalmente (semanada), para começar a se organizar com pequenas quantias de dinheiro. Dos nove aos doze anos, é indicada a quinzenada e, por fim, a mesada, a partir dos doze anos.

A mesada deve ser recebida no início do mês para que os filhos se habituem a se organizar futuramente com o salário que precisa durar o mês todo.

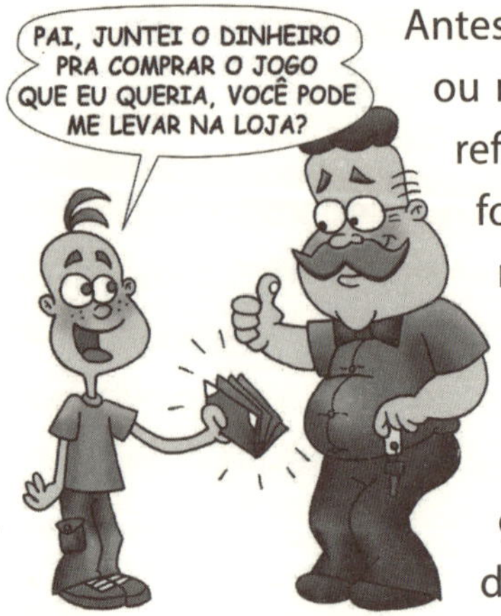
PAI, JUNTEI O DINHEIRO PRA COMPRAR O JOGO QUE EU QUERIA, VOCÊ PODE ME LEVAR NA LOJA?

Antes de receberem a semanada ou mesada, verifiquem se as tarefas combinadas previamente foram executadas, senão, a semanada ou mesada deve ser recebida proporcionalmente às tarefas realizadas.

Como pais, temos a obrigação de suprir as necessidades de alimentação, higiene, saúde, moradia, educação e vestimenta de nossos filhos. Dependendo das condições financeiras da família, outras necessidades podem ser supridas além das essenciais como: o dinheiro para o lazer, compra de objetos para coleção, celular, hobbies, produtos de beleza etc. Tudo o que estiver relacionado ao não essencial deve ser da responsabilidade da criança ou jovem, para que aprenda a suprir-se com a mesada que recebe. Lembre-se de que presentes de datas comemorativas, que podem ser entendidos como não essenciais, não entram nessa regra.

Deixe claro para que vai servir o dinheiro que seus filhos vão receber e passe-lhes a responsabilidade de administrá-lo, inicialmente com a sua orientação. Dessa forma, eles aprendem a lidar com prioridades e a eleger o que vão comprar ou deixar para depois.

Para saber quanto dar de mesada aos filhos, faça uma lista de tudo o que você já paga fora o essencial. Esse valor corresponde à mesada que vai se alterar de acordo com a idade e ampliação das necessidades. Filhos jovens adultos, que ainda dependem dos pais financeiramente, podem inclusive se responsabilizar pela compra de roupas e calçados com o valor da mesada.

Pais, se adotarem a mesada, não burlem as regras suprindo os filhos à parte, nem adiantando o dinheiro a receber. Os filhos precisam aprender a gastar somente o dinheiro que têm. Quando saírem em família, é diferente, o valor gasto nesses casos deve ser da responsabilidade dos pais.

Referências bibliográficas

1. Alves, Rubem. *A Pedagogia do olhar de Rubem Alves – Cuidando de nossas crianças.* Disponível em: <https://www.youtube.com/watch?v=20IRAOojcxc>. Acesso em 13 jun. 2016.

2. Aristóteles. *Ética a Nicômano.* Poética/Aristóteles; seleção de textos de José Américo Motta Pessanha, 4ª ed. São Paulo: Nova Cultural, 1991. Os Pensadores, vol. 2.

3. Cole, Michael; Cole, Sheila R. *O desenvolvimento da criança e do adolescente.* São Paulo: Artmed Editora, 2003.

4. Cunha, Marília C. *Monografia: Os limites organizadores do desenvolvimento pessoal e familiar.* PUCSP, 1996.

5. Davis, Madeleine; Wallbridge, David. *Limite e Espaço: Uma Introdução à Obra de D.W.Winnicott*. trad. Eva Nick. Rio de Janeiro: Imago Editora, 1982. p. 50.

6. Freud, Sigmund. *Três ensaios sobre a sexualidade* (1905). Volume VII. Rio de Janeiro: Imago Editora, 1972.

7. Grunspun, Haim. *Distúrbios neuróticos da criança*. Rio de Janeiro: Livraria Atheneu, 1983.

8. Incontri, Dora. *Pestalozzi – Educação e ética*. São Paulo: Editora Scipione, 1996.

9. Soifer, Raquel. *Psiquiatria Infantil Operativa*. Porto Alegre: Artes Médicas, 1992.

10. Winnicott, D.W. *O brincar e a Realidade*. Rio de Janeiro: Imago Editora, 1975.

FONTE: Myriad Pro
IMPRESSÃO: Sermograf

#Talentos da Literatura Brasileira
nas redes sociais

novo século®
www.novoseculo.com.br